LA ESTRUCTURACIÓN
DEL VÍNCULO
EN LA PAREJA HUMANA

Dr. Pedro Segura Díaz

Médico Psiquiatra

2da Edición

Dr. Pedro Segura Díaz

La estructuración del vínculo en la pareja humana

Segunda Edición: Octubre de 2015

ISBN: 978-1518677106

LA ESTRUCTURACIÓN

DEL VÍNCULO

EN LA PAREJA HUMANA

2da Edición

Dr. Pedro Segura Díaz

ÍNDICE

Dr. Pedro Segura Díaz

A mis padres, con nostalgia
A Virginia, con amor
A mis maestros, con gratitud
A mis pacientes, con esperanza

Dr. Pedro Segura Díaz

¿Cuál es el profundo y enigmático proceso del cómo y por qué permanecemos unidos a otro ser para formar pareja y constituir así una unidad distinta a nosotros, sin dejar de ser nosotros mismos?

Dr. Pedro Segura Díaz

PALABRAS PRELIMINARES

El propósito de este ensayo es precisar cómo y por qué la atracción entre el hombre y la mujer puede llegar a estructurarse como un fenómeno estable en su mundo interno, ligándolos afectiva, cognitiva y sexualmente, es decir, cómo se llega a constituir el vínculo, cuáles son sus antecedentes y factores causales desde el ángulo de lo biológico, lo psíquico y lo social.

El origen de este trabajo se encuentra en los muchos interrogantes suscitados por la práctica clínica con parejas disfuncionales. Muchas veces nos hemos preguntado: ¿por qué un sentimiento tan poderoso, tradicionalmente llamado amor, que tuvo en un tiempo la fuerza suficiente para unir a dos seres, llega al deterioro y a la ruptura?

Estimamos que un intento de explicación de estas realidades, que por su natural cotidianidad y frecuencia no nos llaman a mayores reflexiones nos pueden permitir una mayor claridad en el cómo y el por qué del divorcio, tema que no será analizado aquí pero que es de indudable interés médico social por su magnitud y porque no es esencialmente jurídico, como se le ha planteado, sino psíquico y psicosocial.

Habitualmente el tema del amor, el vínculo y las consecuencias subsiguientes, ha sido expresado de una manera hermosa e

i

intuituiva por poetas y escritores, muy diferente por cierto de un intento de análisis realista y objetivo. Sin duda que los aportes de ellos han sido siempre de incalculable valor para cualquier clínico, pues constituyen una verdadera avanzada "onírica" de este apasionante tema.

En la literatura científica que aquí se menciona están dispersos los muchos aspectos del asunto, presentados a veces de forma aparentemente contradictoria, subjetivas o prejuiciadas por posiciones doctrinarias a priori.

Se ha buscado en esta exposición un proyecto de selección coordinada, coherente de estos postulados y descubrimientos.

El enfoque teórico de este trabajo se centra en una visión existencial, analítica, integradora y evolutiva del hombre, y en su posición actual como ente social que es persona, en cuanto está inmerso en un proceso relacional continuo del que se nutre su mundo psíquico.

Se plantea una síntesis que busca integrar en una concepción totalista los elementos de nuestra condición evolutiva hasta el nivel de seres humanos, conscientes de nuestra mismidad, todo lo cual puede explicar la profunda y vital necesidad de compartir el Yo con el Tú en el proceso de estructuración de vínculo.

En lo metodológico, el lector encontrará aquí una búsqueda de conceptualizaciones; no encontrará análisis de casos clínicos —a lo más, una viñeta de ellos—, ni de estadísticas, pues estimamos que el conocimiento de esa realidad se dará cuando previamente logremos tener un instrumento para su exploración que es la hipótesis de trabajo, el concepto.

Aclaramos que las palabras pareja, díada, cónyuges, matrimonio serán usadas indistintamente como sinónimos, aunque no corresponda al léxico correcto.

Los autores que han sido consultados y citados, no van como nota a pie de página, sino, que se nombran en el párrafo mismo, y la bibliografía completa el lector la encontrará al final del libro.

El autor espera que estas nociones elementales sobre el vínculo puedan ser útiles en una futura investigación sobre la pareja y su realidad en nuestra cultura de país joven, donde el amor y sus consecuencias ocupan la primordial atención y esperanzas de todos.

I. UNA PRIMERA VISIÓN GENERAL BIO-PSICO-SOCIAL DEL VÍNCULO

Una primera visión General

No es posible, en el estado actual de nuestros conocimientos, continuar parcelando o escotomizando la visión del hombre. Sólo con propósitos de análisis y dentro de la transitoriedad de ellos, se puede concebir al hombre como un mero ser biológico, o prescindir de lo biológico que hay en su psique, o ignorar su condición de ser social.

El enfoque bio-psico-social del hombre significa la concepción totalista de su condición; somos hombres en cuanto superamos nuestra mera condición de animales en proceso evolutivo; con conciencia de nuestra mismidad; de nuestra condición de integrantes de un grupo social y en tanto cumplimos funciones en estos tres niveles, íntegramente, en todos y cada uno de nuestros actos; así, el comportamiento brota de la integración misma y debe mirarse holísticamente y con un sentido trascendente.

Nuestro abordaje del problema del vínculo como afectivo-cognitivo-sexual, no es ajeno a este enfoque. Intentaremos presentar nuestra evolución biológica, nuestro mundo psíquico y nuestro entorno social como niveles interactuantes e inseparables en su estructuración.

El punto de unión y zona de encuentro de estos tres niveles es el Yo, entidad psíquica que reúne todas las condiciones para dirigir, controlar y coordinar la integración. Sabemos que el Yo no es estático, evoluciona filo y ontogenéticamente y por lo mismo, el vínculo en su estructuración, en sus dinamismos intrínsecos, también se modifica continuamente.

En este concepto distinguimos al Yo de otras instancias psíquicas, conscientes e inconscientes y con las cuales se vincula dinámicamente como son el Ego, el Súper Yo, los arquetipos del inconsciente y los engramas biográficos del mismo.

Una Definición
Cuando hablamos de vínculo en esta presentación, estamos refiriéndonos a una *entidad afectivo-cognitivo-sexual, homeostática y permeable, permanente y profunda, significativa y trascendente para la persona total, que une un ser con la imagen internalizada de otro, todo lo cual se traduce en una conducta de aproximación, continuamente renovada, que busca refuerzo y gratificación a necesidades bio-psico-sociales.*

Homeóstasis y permeabilidad en el vínculo necesitan una breve explicación: la homeóstasis como mecanismos fisiológicos en defensa de la vida celular fue planteada a finales del siglo XIX por Claude Bernard, padre de la medicina experimental, y replanteada por Walter Cannon norteamericano en el siglo XX como un conjunto de mecanismos defensivos del medio interno destinado a mantener la vida (nutrientes, pH, cargas energéticas, etc.), el concepto esencial se ha extrapolado a todo sistema viviente, a los niveles neurológicos y psíquicos. No habría razón para imaginarnos su exclusión en los mecanismos que gobiernen la estabilidad del funcionamiento vincular, tanto en niveles conscientes como inconscientes.

Así, podríamos pensar por ejemplo que la atracción, el amor y su energía en la aproximación, la claridad del diálogo, la fidelidad y la lealtad con el otro, etc., (que nadie se entrometa), sería de urgencia permanente tanto como la lucha diaria por la subsistencia, la salud física y psíquica de sus integrantes y, lo más importante, la consciencia de su responsabilidad; procesos continuos en los que el buen funcionamiento homeostático cerebral y del vínculo están estrechamente relacionados.

Es fundamental sostener que el núcleo de esa unión se construye en el mundo psíquico de sus integrantes, que es recíproca, se está gestando y modificando permanentemente y trasciende al total de su vida, existencia y conducta. Él no es un hecho visible como lazo material, o mensurable como una corriente magnética; tampoco es cuestión de "química", de estímulos sensoriales cuantificables, o de niveles de comunicación. Es esencialmente un fenómeno vivenciado por dos, tal vez de una manera diversa pero sí simultánea o frecuentemente coincidente que, curiosamente, no se queda en el mundo interno, sino que está proyectándose permanentemente a todos los aspectos de este ser bio-psico-social, en una rica interacción continua; es decir, además de ser biológico e intrapsíquico es un fenómeno relacional, existencial, y por lo mismo social.

El fenómeno relacional es un concepto tomado de la corriente analítica que enfatiza el rol de las relaciones imaginarias o reales con otros en la salud mental, así como en el desorden mental y en la psicoterapia, es una corriente de pensamiento analítico que, siendo ambientalista, busca disminuir la asimetría de las relaciones. Tal enfoque se inspira en la ciencia cognitiva, la neuropsicología y la psicología evolutiva. Los orígenes del enfoque relacional deben ubicarse durante los años 40-50 en la teoría de la relaciones objetales (británica) y en el psicoanálisis culturalista (U.S.A). (Balint, Fairbain, Winicott, Fromm, Horney).

Los Componentes del Vínculo

Decíamos que en su estructura el vínculo es afectivo, cognitivo y sexual; dentro de ella resalta lo afectivo claramente expresada en la comunicación verbal y no verbal, pero incompleta sin los componentes cognitivo y sexual. No se puede amar lo que no se conoce, no se puede amar y conocer sin desear incorporar lo conocido. Si bien lo afectivo y cognitivo están en el centro mismo de lo vincular, lo sexual es un refuerzo y un componente imperativo, normal y habitual. El vínculo puede existir antes de la relación sexual y persistir más allá de ella.

Son nuestros afectos los que están exaltados en la imagen incorporada del otro ser, estimulados por su presencia o su recuerdo, a través de todos los canales sensoriales. Afectividad exaltada y conocimiento de la realidad y existencia del otro ser van juntos; así se produce un verdadero "remezón energético" en la psique que se difunde a todo el sistema nervioso (S.N.) y al soma estimulando el deseo de sentir más, incorporar más al otro. La intensidad placentera de esta búsqueda puede llegar a ser dolorosa, pasado cierto nivel, por su intensidad y la zozobra; el individuo se compromete y conmueve totalmente en ella produciéndose modificaciones energéticas y hasta estructurales que se traducen en conductas. Esto puede anotarse como una demostración más de la unidad mente-cuerpo, concepto que reiteraremos.

En la reciprocidad encuentra su primer refuerzo, la exaltación tensa se torna gozosa y euforizante, el remezón de los primeros momentos se torna en energía electrizante; tal interacción transforma el proceso en algo compartido. La apetencia de esta reciprocidad es creciente, porque es placentera y su disminución dolorosa; aunque se establezca a niveles más tranquilos a través del tiempo, siempre es activa y permanente, ávida de refuerzos y estímulos que satisfagan las necesidades psíquicas y físicas de cada uno. Esta reciprocidad implica todo un proceso relacional de un sujeto a otro

por mecanismo que fluyen a tres niveles: afectivo, cognitivo y sexual, e incluso comprometen energéticamente al mundo circundante. Todos nos alegramos de ver una linda pareja de enamorados.

Por esto es que el proceso de la atracción es decisivo, en sus comienzos especialmente.

R. Fairbain, psicoanalista inglés (1889-1964), contemporáneo de

Melanie Klein, decía que el fin de la líbido no es el placer sino el objeto, replanteando así de una manera más amplia la tesis freudiana; parafraseándolo diría que el fin último del sexo no es el placer, sino el vínculo. Es lo que intentaremos demostrar.

Es verdad que, en el camino de la búsqueda del refuerzo a través del placer del sexo compartido en la pareja, hay frecuentemente intentos fallidos e incompletos que se perfeccionan, desde las anomalías o desviaciones, hasta el acto heterosexual completo, más que una simple descarga de la tensión pulsional; pero sólo en la medida que son capaces de entrar en un círculo de interacción positivo con los demás aspectos afectivo-cognitivo de la relación llegan a ser eficientes como reforzadores y reforzados a su vez por la componente esencialmente psíquica del vínculo: el amor.

Quienes sostienen, en un enfoque parcial y no totalista del fenómeno del vínculo, al placer del sexo como la motivación central de la búsqueda, sólo están enfatizando la vertiente biológica, olvidando las otras.

Ahora anticipamos precisar cual es el papel que el placer juega como motivador de la atracción. Las escuelas hedonistas en psicología han enfatizado al placer como elemento central de la conducta, como aquello a lo que ésta se dirige. Visión escotomizada de los hechos, pues si bien de muchas conductas se deriva placer como consecuencia, no fue lo que primeramente se buscó sino la relación con el otro. Ese otro representa un "objeto" que interesa, porque satisface necesidades o representa algo sentido como ineludible que incluso a veces puede ser displacentero. El placer que se produce sin duda actúa como refuerzo para nuevos acercamientos, pero lo que primariamente nos movió hacia el objeto fue la búsqueda de una relación, una necesidad de compartir, no necesariamente sexual.

Placer, necesidad y motivación están íntimamente ligados, pero pensar que es el placer el único y central motivo de la atracción es negar toda la búsqueda relacional que el ser humano hace, e ignorar lo cognitivo de la conducta; esto nos llevaría a un argumento circular: si lo que hacemos nos produce placer, entonces es lo que lo motiva. Sabemos que la circularidad de los argumentos es una forma engañosa de distorsionar el conocimiento de la realidad.

En una exploración evolutiva veamos qué ocurre en los animales inferiores; en ellos hay reproducción pero no hay sexo ni caricias; frecuentemente la reproducción es asexuada. A medida que ascendemos en la escala aparece el sexo; muy tardíamente en los estratos superiores el placer que generalmente, sólo pertenece al macho. Las caricias se observan a penas en algunos mamíferos superiores y como integrantes del juego del cortejo. La vivencia del otro, tal como la intentamos definir aquí, es exclusivamente humano; ella supone la consciencia de la mismidad y la confrontación yo-tú, además de la capacidad de introyectar imágenes en el mundo psíquico de cada uno por el proceso de la comunicación y la creación simbólica. Así, pues, un encuentro sexual, una simple atracción de macho y hembra sin más profundos antecedentes, no pasa de ser, aún entre humanos, más que un simple apareamiento, una descarga energética a niveles evolutivos regresivos, primarios y elementales. Hecho frecuente en personalidades limítrofes.

Es tal vez por esto que, en los orígenes de las religiones ha existido el tabú de la fornicación, entendiendo por ello no el amor o el sexo integrado al vínculo, sino la degradación animal del sexo; tales prohibiciones han obedecido posiblemente a una necesidad social de defender la indivisibilidad de pueblos y culturas primitivas.

Puede que un encuentro sexual ocasional se llegue a transformar o pueda ser el comienzo de una relación, puede que, y ahora ocurre más frecuentemente que antes, el sexo sea la puerta de entrada a una relación afectivo-cognitiva, ya que las costumbres y el contexto social varían, pero sólo tendrá los caracteres de un vínculo si es compartido y profundizado en algún grado o medida y tienda a la estabilidad.

Es imposible pensar en medida de tiempo cuando se habla de estabilidad y profundidad, tales conceptos se refieren más bien al grado de compromiso y al cambio que ese compromiso produzca en su vida total, en su existencia.

Los Factores Sociales

En esta primera y panorámica visión del asunto que nos ocupa, digamos que se nos hace difícil pensar en el ser humano como un ente aislado de su grupo social; lo más primordial de su ser, que es su psique, habría permanecido en estado primitivo sin el intercambio permanente con sus congéneres. Hoy sabemos que el grupo no es la simple suma de sus integrantes; el grupo como tal tiene una dinámica y una significación que trasciende a sus integrantes, que la acción de esa dinámica es determinante sobre la forma como se establezca la interacción entre sus componentes.

Por ejemplo, por razón de las crecientes dificultades económicas en nuestro tiempo, la mujer ha tenido que entrar al campo laboral a competir y a compartir con el hombre en todos los niveles; esto ha producido muchas cosas interesantes para el tema que nos ocupa: un mayor y más profundo trato entre hombres y mujeres, una exigencia de mayor consideración y valoración por las capacidades y derechos de las que, por siglos, fueron consideradas seres inferiores y dependientes, un esfuerzo de superación e independencia de ellas, etc. Todo esto y mucho más sin duda, ha traído un cambio en los roles y status tradicionales y por lo mismo en los modos de interacción.

Es obvio que las sociedades modernas están progresivamente encaminándose a niveles de tecnologización imposibles de predecir, la técnica al alcance de todos brinda posibilidades iguales, elimina las diferencias que antiguamente imponía la mayor fuerza física del hombre, colocando así a la mujer ante la posibilidad de un igual rendimiento económico. Todo esto ha facilitado la liberación de la mujer, tanto como la píldora, la igualdad jurídica y la revolución sexual. Asistimos a cambios acelerados y ciertamente revolucionarios, en su acepción más genuina, que sin duda implicarán motivaciones diferentes en la estructura de la relación de pareja, más velozmente que nuestra capacidad de percibirlos. Todo esto está exigiendo una revisión a fondo de las normas y valores que durante siglos han regido la relación entre el hombre y mujer;

normas y valores que en una época fueron operantes y adecuadas pero que ahora suelen ser conflictivas, perturbadoras, anacrónicas.

Parece necesario señalar que el juego de los dinamismos del grupo social en la estructuración del vínculo está poderosamente influido por un doble mecanismo, por una parte *estimulatorio* y por otra *inhibitorio* del cambio, como un termostato regulador de su homeóstasis interna, que actúa sobre el individuo y sobre el grupo. Tales dinamismos, objeto de estudio de la Sociología son, lógicamente, más libremente manifiestos en las sociedades democráticas y pluralistas que en las sociedades autocráticas, clasistas o rígidamente estructuradas, donde la poca permeabilidad a los cambios, la menor interacción entre sus integrantes, los mecanismos de represión y control más estrechos obstaculizarán el crecimiento del grupo y del individuo.

Mecanismos de control grupal y su presión sobre el vínculo son evidentes en los casos de matrimonios mixtos entre personas de razas o grupos religiosos diferentes y rivales; los conflictos naturales de la convivencia se intensifican por la interferencia de las respectivas familias que tratan de salvar a sus congéneres de lo que consideran la nefasta influencia del otro bando. En tales casos la pareja pasa a ser el campo de batalla de bandos que se temen y sienten que deben luchar por su sobrevida, pues sienten sus tradiciones y costumbres amenazadas y a ellas se aferran para obtener cohesión grupal. Es decir, no es sólo la lucha por el dominio entre los miembros de la pareja, con sus hábitos y valores diferentes, sino la lucha de los grupos y la influencia de los mecanismos homeostáticos grupales los que actúan inevitablemente sobre el vínculo.

Aunque parejas como las mencionadas parecen estar más expuestas a la ruptura, también es cierto que, por algún *mecanismo de formación reactiva* que intensifica sus defensas, suelen fortalecer la intensidad de su unión consiguiendo superar las presiones de sus respectivos grupos de origen.

Señalaremos también ahora, en esta primera visión general de los aspectos sociológicos de la pareja, la existencia de otros mecanismos altamente homeostáticos o de permeabilidad destinados a absorber los choques y conflictos que se suscitan entre las generaciones dentro de los grupos, tales como son los ritos de todo tipo que se han establecido a través de prolongados procesos de relación social. Así, hay ritos de aproximación, de iniciación, de unión y hasta de ruptura en casos de divorcios, como ocurre en la religión judía, destinados a proteger o preservar al individuo y al grupo.

También señalamos ahora que existen mecanismos o procesos informales que amenazan con su existencia en la dinámica social la integridad y evolución de la relación conyugal, es la ruptura de la homeóstasis a la que nos hemos referido; son como corrientes subterráneas que actúan en sentido inverso tales como la poligamia, la promiscuidad sexual, la absorción por parte de los progenitores o de la generación anterior, el predominio absoluto de uno de los cónyuges, etc.; procesos avalados en algunas culturas por normas grupales rígidas que se refuerzan de generación en generación por un aprendizaje de roles y estereotipos, etc.

La Sociología está tratando de precisar cómo se equilibran estas fuerzas o factores en el curso silencioso de la evolución de la vida y del cambio, como veremos más adelante. Ahí presentaremos los dinamismos sociales que actúan en la relación de pareja, llegando a ser en algunos casos, determinantes poderosos en su estabilidad.

Lo Biológico-Evolutivo

Nuestra condición de seres con una evolución diferente al de otras especies animales no nos libera del riesgo de extinción y fracaso en el curso de los cambios evolutivos. Tal vez estemos en mayor riesgo, a pesar de nuestra aparente inmunidad ante las alternativas del medio físico que creemos haber conseguido con el desarrollo de la civilización, puesto que frecuentemente, interferimos casi siempre negativamente, mientras los animales, carentes de creatividad no pueden ser sujetos activos en el cambio y la evolución.

Dada la brevedad del tiempo observable es difícil, aún para los que estudian acuciosamente el cambio evolutivo actual, predecir en qué sentido y con qué velocidad se orientará la especie humana. La presencia de lo psíquico y social, elementos nuevos y distintos a los de las demás especies, han venido a significar la puesta en marcha de los más complejos mecanismos para las muy altas exigencias de supervivencia.

Generaciones anteriores no se han ocupado tan asiduamente del estudio del proceso evolutivo, pues nunca antes la velocidad del cambio fue considerada tan acelerada ni en lo ecológico, ni en lo social, ni en lo biológico como en estos últimos ciento cincuenta años, o menos; tiempo éste infinitesimalmente menor que el total del proceso evolutivo desde los comienzos de la vida sobre el planeta, comparativamente tan insignificante como son unos pocos segundos frente a las veinticuatro horas del día.

Tampoco nunca antes la pareja humana se había visto enfrentada a tan graves desafíos de supervivencia y a tanta velocidad de cambio cultural y ecológico como en los últimos decenios, precipitados por dos grandes guerras y amenazados por una tercera, definitiva y apocalíptica además de las zozobras permanentes por crisis de todo tipo.

La edad del hombre como tal, sobre la tierra es calculada hoy en aproximadamente 50 mil años o tal vez un poco más, cifra que minimiza todo el lento y doloroso transcurrir de los pocos miles de años de nuestras recientes culturas históricas.

Se ha dicho enfáticamente que el hombre de estos últimos miles de años se está viendo enfrentado a la incontrolable realidad que significa el evidente desequilibrio entre el desarrollo de su inteligencia y su psique, por una parte, y su capacidad de control de su entorno físico y social por otro, complicado ahora que tenemos el control de la energía nuclear, pero no tenemos el control de nuestras emociones para impedir nuestra propia autodestrucción.

En distintos niveles y en distintos campos, el drama básico de esta evolución incongruente se hace notar poniendo en peligro la sobrevida.

Como una paradoja trágica la evolución parece tener en sí el germen de su propia destrucción.

El Vínculo y la Evolución del Yo

En un contexto ontofilogenético hablar del desarrollo psíquico es referirse, inevitablemente, al desarrollo del Yo.

No hay ninguna razón valedera para aceptar el desarrollo evolutivo de las especies y rechazar por otra parte el de lo psíquico, pretendiendo negar así la gradual transformación en todos los planos a la que el hombre se ha visto conformado a través de los milenios. Sería como menospreciar nuestra raíz biológica, intentar separarla de nuestra condición humana actual de la que tan soberbiamente nos enorgullecemos.

La formación del Yo, medio o función organizativa y rectora de la vida psíquica, obedece desde el comienzo a una necesidad de integración y de síntesis de la vida mental, sin la cual la supervivencia habría sido imposible o hubiese quedado reducida a niveles primarios. Tal integración y síntesis no hubiera sido posible sin el desarrollo del cerebro y la consciencia y consecuencialmente de la unidad mente-cuerpo.

Carecemos de argumentos para negar lo evolutivo psíquico en la filogénesis humana y por lo mismo todo proceso en la formación del Yo; tampoco hay argumentos suficientes para sostener que existe una relación de causa efecto entre lo evolutivo biológico y lo psíquico, más bien parece existir una discordancia o ausencia de correlación directa, armónica y temporal entre ambos planos de la evolución humana.

Podemos pensar que la existencia de tal discordancia tenga su origen y explicación en la presencia del fenómeno social y en toda su intrincada dinámica.

Pero, así como es imposible pensar en lo evolutivo-psíquico sin tener en cuenta nuestra condición biológica evolutiva, también es imposible pensar en el hombre psíquico sin considerar al hombre social.

Parece lícito pensar hoy que el Yo, como instancia psíquica, se ha organizado progresivamente en la evolución; la causalidad y dinámica de tal proceso permanece aún en la mayor incógnita. ¿Es el "soplo divino"?

Esta incógnita no se ha logrado esclarecer ni desde la teoría freudiana que, desde una perspectiva mecanicista del instinto subraya la naturaleza animal del hombre, ni desde las teorías racionalistas y de la psicología de la consciencia, quienes por el contrario hacen de ella (como si se tratara de un hecho abstracto) el quid de la separación completa y tajante entre lo humano y lo animal. E. y W. Menaker (Nisbet, R. *Introducción a la Sociología. El Vínculo Social*) postulan en cambio que la consciencia, el pensamiento, el lenguaje, la facultad creadora, la capacidad de relación con los demás, son funciones del Yo que deben considerarse una extensión no una discontinuidad sin antecedentes en él.

Postulan estos autores que la continua interacción entre medio ambiente y fuerzas orgánicas se expresan en el hombre a través de los "cambios en los procesos psíquicos de un período histórico determinado".

Si la naturaleza es un todo, inmerso en el universo cósmico, nada se sustrae a ella, y si la naturaleza es un proceso todo se muta gradualmente; en su cambio produce e induce modificaciones a todos los niveles, no habría una razón para excluir al Yo.

El desarrollo evolutivo del Yo supone el desarrollo concomitante de la consciencia del mundo circundante y del si mismo; ambas experiencias se organizan progresivamente como un todo en el Yo y exigen paralelamente el desarrollo morfológico y funcional altamente especializado del sistema nervioso (S.N.), que es el mayor del mundo animal.

Lo nuclear de lo humano es su consciencia que se manifiesta a través del Yo. La percepción de su propio Yo es para el humano su mismidad y es la reflexividad sobre su consciencia la cumbre del proceso evolutivo.

La consciencia de sí mismo la posee todo humano, aún los de corta inteligencia y primitivas culturas, pero, sin la capacidad de expresarla en símbolos que se retengan en la memoria, tal consciencia permanecería desconocida para nosotros mismos y para el otro, esto también nos distingue de los otros seres vivos: el lenguaje.

Así, es la elaboración gradual del conocimiento, preparada filogenéticamente por el progresivo aumento de la capacidad neurofisiológica, correlato orgánico que permite el salto evolutivo, la que se llega a manifestar en la conciencia. Dicho cambio queda demostrado con el estudio comparativo del comportamiento de los primates sub-humanos. Los simios y monos antropoides sin poseer un lenguaje propiamente, son capaces de aprender y pensar en términos simbólicos elementales; así lo demuestran los actos evidenciados por estos animales, sin que haya en ellos un conocimiento reflexivo del proceso de selección o largos períodos de pensamiento preparatorio.

"Una vez cumplidos estos requisitos, como en realidad lo han sido en el curso del desarrollo evolutivo de la especie humana, se da la predisposición requerida para la aparición del Yo" (Menaker). *Tal potencialidad de desarrollo yoico es irreversible y llega a ser genéticamente heredable, trasmisible, pero sometido a las presiones continuas de la evolución cultural de la cual es, a su vez, el agente productor; es decir, es a través de la conciencia perceptual del mundo circundante y de sí que el Yo cambia, se estructura continuamente y evoluciona en la filogenia.* Esta conciencia perceptual supone el acopio de experiencia; la formación del Yo significa la estructuración de la individualidad. W. Menaker lo expresa muy claramente cuando dice: "Así es como la capacidad creciente para la experiencia y el potencial creciente de la individualización son factores potentes en la evolución última de la conciencia".

Estimamos que esta posición teórica es intermedia entre la posición biologista, instintivista freudiana, mecanicista del instinto, por un lado y las teorías racionalistas que consideraron al hombre distinto y separado del mundo por su conciencia, como si ésta fuese un hecho abstracto.

Las implicaciones que todo esto tiene para el tema que nos ocupa es conceptualizar al vínculo como un dinamismo más del proceso evolutivo, en la filogenia y la ontogenia bio-psico-social, agente productor y resultado del cambio mismo, un fenómeno nuevo, de los últimos miles de años.

Seguramente las uniones de los seres humanos más primitivos estaban fundamentadas en necesidades elementales de sobrevida; en el terror a la soledad y el deseo sexual; tal vez el amor como sentimiento de atracción y como fenómeno relacional, apareció gradualmente a través del cambio social y el reforzamiento gratificante por las satisfacciones de tales necesidades. Para ello fue imprescindible la conciencia de la individualización, la continuidad de la convivencia en el grupo social, la variabilidad y diversificación de los rasgos individuales de los componentes del grupo a través de los mecanismos de selección, neurofisiológicos y hormonales, cada vez más perfeccionados y de la organización gradual de lo que es esencialmente humano: su cerebro, que se expresa en su persona.

Sin duda que el desarrollo filogenético del vínculo ha marchado a parejas con el de la conciencia y el Yo. Los instrumentos de este cambio gigantesco a través de los milenios han sido el desarrollo prodigioso del sistema nervioso y la capacidad de la simbolización del lenguaje, condiciones tan fundamentales como todas aquellas otras ya muy señaladas por autores, la estación bípeda erecta, el dedo pulgar oponible, el uso de instrumentos, etc.

Si el ser humano no hubiese podido unirse persistentemente en parejas o si esas uniones no hubiesen podido generar vínculos, nada de lo actual habría podido llegar a desarrollarse en la forma como lo ha hecho.

El vínculo está en el centro mismo de este desarrollo, en él encontramos la felicidad, el dolor y el sentido del existir cotidiano. Por esto podemos sostener que el vínculo es una entidad bio-psico-social y tiene una génesis, un desarrollo y una configuración.

Su estabilidad está en relación muy estrecha a la del sistema nervioso y funcionamiento psico-armónico y ha tenido un desarrollo evolutivo paralelo al del Yo; es decir, en un funcionamiento neuro-endocrino que permite la atracción y la unión estable. Además está sujeto a un aprendizaje y por lo mismo expuesto al fracaso y la ruptura. Lo social, la configuración y el dinamismo grupal actúan sobre él a través de las vivencias del nivel consciente e inconsciente, en configuraciones internalizadas o relaciones objetales que logran expresarse en conducta, en lo cognitivo y en la interacción social.

II.- LA DINÁMICA DE LA ATRACCIÓN

La búsqueda de una semiología (síntomas y signos) en el proceso de atracción que lleva a la estructuración del vínculo puede ayudar a orientarnos en la evaluación de los factores capaces de alterarlo y a explicarnos, o predecir, la posibilidad de su fracaso.

Intentamos una aproximación a la autenticidad del fenómeno de la atracción interpersonal

1. ¿Cómo se conocieron?. ¿En qué circunstancias, casuales, intencionales?

2. ¿Cuál era el estado de ánimo de cada uno; confuso, solitario, ansioso, etc.?

3. ¿Qué elementos de refuerzo o rechazo existieron desde los primeros momentos y cómo fueron superados?. Por ejemplo: ¿tenían tareas comunes, se sintieron competitivos? ¿El ambiente social y sus intereses eran comunes o similares?, etc.

4. ¿Cómo se sortearon los primeros obstáculos de incomunicación, de competitividad, de lucha por el poder y de disparidad de intereses? Es decir, ¿hubo problemas en la interacción, en la autoridad, el rol, y el status entre ellos? ¿Hubo una primera reacción de antipatía o de indiferencia?

5. ¿La relación entre la ansiedad de contactos y la búsqueda de apoyo, o refuerzo, para superarla se dio compulsivamente,

neuróticamente, o hubo una capacidad de control yoico, una madura reacción adaptativa?

6. ¿Trataron de manipularse uno al otro, tal vez para no ser abandonado? En este punto el uso precoz del sexo como mecanismo de control sobre el otro y como ansiolítico, puede llegar a estructurar un sucedáneo del vínculo transitorio y frustrante.

7. ¿Cuál fue la primera impresión que se llevó cada uno del otro? En este punto podríamos precisar:

a) La extensión y profundidad en la visión de cada uno.

b) La involucración personal que hay en esa descripción.

c) La situación que dio la oportunidad para esas primeras interacciones.

Todos estos elementos escuetamente señalados aquí de la atracción y el encuentro, tienen un valor clínico y predictivo de la calidad futura de la relación; su investigación puede ayudarnos a entender su grado de profundidad, autenticidad y solidez, a lo menos en sus comienzos.

Esto nos permite reconocer que existen muchas variantes o "falsos vínculos" tras los que se ocultan tensiones y conflictos más profundos de la personalidad que no resistirán la primera crisis de pareja y llevarán a la ruptura fácil y precoz, con gran sorpresa para algunos que sólo han visto superficialmente esta unión.

¿Cuáles son las condiciones para que la atracción se pueda presentar? Parece obvio que la primera condición para que exista atracción entre dos personas es que estén próximos. En las circunstancias actuales la proximidad puede darse sin contacto directo o corporal, hecho que antes se hubiese considerado imposible pero hoy es común por la facilidad de comunicación tecnológica. Esta proximidad virtual suele ser fácilmente engañosa o mal intencionada.

Queremos significar con esto, que si bien la aproximación es condición previa para establecer la atracción, primera etapa de configuración del vínculo, los medios son variables.

La atracción no continuará más allá si no se logra establecer un sentimiento de agrado que define *la aprobación y la reciprocidad.* Procesos que se dan en el ámbito de lo relacional y tienen explicación en los mecanismos de introyección e identificación. Frecuentemente interfieren también otras situaciones como la *adulación, el temor a quedar mal o sufrir un repudio,* etc. que generan matices en la situación de proximidad.

Una vez que se ha podido definir de algún modo cómo es el otro, si verdaderamente es lo que parece ser, o si nos dejamos deslumbrar, se refuerza la atracción, especialmente si vemos lo que queremos ver, si nos alucinamos o idealizamos.

Estos elementos reforzadores se relacionan con la *similitud y la complementariedad* que encontremos; también en el plano relacional vinculados a los procesos de identidad yoica.

El adulo y otras estrategias apuntan a la obtención y suministros de gratificaciones que recompensan y facilitan la aproximación.

Hasta aquí no hay vínculo sino un recíproco exaltar de lo afectivo, la curiosidad y el deseo.

Las complementariedades, fusiones e integraciones gradualmente serían fenómenos propios del vínculo si estuviesen satisfaciendo desde sus comienzos necesidades más profundas; identificaciones con imágenes idealizadas o incluso malas imágenes, internalizadas previamente y de las que deseamos liberarnos, reencuentros con el Yo ideal, etc. etc. Procesos que serán analizados en el marco de lo intrapsíquico de la estructuración del vínculo.

Otros aspectos del encuentro y la atracción sería la identidad de intereses y niveles de inteligencia, cultura y status, todos reforzadores del fenómeno básico, primordial y primitivo: la atracción.

La existencia de un nivel de alerta subliminal (arousal), y de un tono emocional que es un fenómeno neurofisiológico básico, biorítmico, capaz de identificarse con la presencia de la persona que nos interesa y que tiene un correlato en sustancias neurotransmisoras y hormonales, es fundamental de tener en consideración. Tal nivel de alerta es posible por la integridad funcional del circuito límbico como veremos.

Factores como la música, olores, alcohol, comidas, luces, etc., actúan ciertamente a nivel hipotalámico, diencefálico y de la formación reticular en el tronco cerebral como activadores de este nivel de atención por el objeto que nos atrae (el otro). La participación de la corteza cerebral y el tronco encefálico en el proceso de la conciencia arousal es actualmente aceptada gracias a los estudios de imagenología con rayos X.

Otro componente determinante fundamental en la atracción, es el estado de satisfacción libidinal. Si una persona mantiene un vínculo estable y satisfactorio tiene un estado de alerta y búsqueda de objeto amoroso más bajo y poco curioso ante otro que no sea su pareja. En esto influyen factores derivados de la personalidad; los histéricos, los necesitados de afecto, las personalidades inmaduras, etc., presentan estos niveles de alerta e insatisfacción libidinal diferentes a los de un depresivo, un narcisista o un paranoide, por ejemplo.

También favorece el interés por la aproximación, la baja competitividad, mayor similitud e identidad para la realización de planes de vida, situaciones reales y proyectos comunes. Lo contrario tiende a producir indiferencia, rechazo, agresividad y frustración, expresiones emocionales antitéticas de la atracción.

Por ejemplo, la distorsión del proceso de atracción la vemos claramente en los casos señalados quienes movidos por sus necesidades patológicas buscarán obviamente resolverlas. Por ejemplo una relación sado-masoquista tiene su origen en una conducta que encuentra fácil complementariedad en quien tenga necesidades patológicas similares.

El peligro en tales situaciones anómalas de atracción es crear dinamismos relacionales disfuncionales, sobre los cuales se estable un vínculo también anormal, es decir inestable, doloroso, y permanente generador de conflictos a medida que transcurre la convivencia. Es el fenómeno de la "colusión psicopatológica" al que nos referiremos en su oportunidad, así como durante el análisis de las relaciones objetales pregenitales.

Los intereses, tareas o trabajos comunes suelen facilitar por la vía de la identificación, un complemento de las dinámicas profundas de lo afectivo, más no logran supeditarlo. La comunidad de intereses no es mayor que el íntimo fenómeno de la atracción el que coloquialmente definimos como "un chispazo" y que continúa siendo misterioso. Algo de esa chispa se manifiesta en la mirada, en el tacto, en la impresión intensa y profunda que nos produce la otra persona con su figura, su voz, su rostro; impactándonos a nivel subconsciente, como un mensaje subliminal, por los mecanismos de la comunicación no verbal en ellos implícitos.

La mirada por ejemplo suele ser el más frecuente medio de atracción a primera vista, sostenerla significa que estamos dispuestos al intercambio. El tono de la mirada es el del mensaje y en sí mismo él es un mensaje, sus pausas son una búsqueda de amor, aprobación y afecto. Desde niño subliminalmente aprendemos a reconocer en los cambios del tamaño de la pupila los niveles de emotividad del otro, su reciprocidad y mantenimiento es especialmente claro en los enamorados. La mujer es mucho más perceptiva de la mirada que lo es el hombre y está más alerta a lo que eso significa, más aún, puede recordarlo a través del tiempo y suele tener para ella un valor intrínseco definitorio de la autenticidad de los sentimientos del otro.

La publicidad comercial ha explotado esto hábilmente presentando mujeres con la pupila dilatada en afiches que venden más.

El tacto si bien está asociado a normas sociales es una forma de aproximación en todas las culturas. Los latinos tocamos más y guardamos menos distancia en una conversación que los anglosajones. Las mujeres manifiestan fácilmente su interés tocando más que los hombres.

Mientras más profunda, emotiva y próxima en nuestra relación, mayor es nuestro espontáneo reconocimiento táctil. Más aún si está más próximo a las zonas erógenas.

Frecuentemente lo contrario ocurre entre varones heterosexuales, ningún hombre le toma la mano a un amigo para consolarlo, más bien suele palmotearle el hombro o darle un puño cariñosamente, etc.; no así las mujeres que abrazan y besan espontáneamente en momentos emotivos.

Son muy variados los mecanismos de conocimiento y aproximación por medio del tacto, se podría construir con ellos toda una rica semiología, pues es uno de los lenguajes primarios del afecto y tiene amplias diversidades culturales.

Tacto y mirada han intensificado su sensibilidad y han venido siendo objeto de cambiantes regulaciones sociales durante generaciones, como mecanismos de aproximación no sólo en la pareja, también en la progresiva socialización humana; ellos han sustituido parcialmente al olfato, forma primitiva animal de contacto y conocimiento.

Otras formas de conductas no verbales en la atracción se manifiestan en lo que se ha denominado "ilustradores", o movimientos que revelan lo que verbalmente no es posible expresar. En la relación de interacción no verbal hay una nutrida manifestación de emociones primarias que son aprendidas culturalmente en niveles según el sexo, los roles y los status de cada uno; la expresión de tales emociones se complica y enmascara según reglas tácitas llamadas de "demostración", mencionamos la desintensificación, la neutralización y el disfrazamiento. La espontaneidad o la consciencia de tales mecanismos de comunicación no verbal y el control o sometimiento que cada individuo en proceso de cortejo tenga de cada una de ellas, variará enormemente según los patrones de personalidad y los factores extrínsecos sociales. Esto será analizado más adelante.

¿Por Qué Buscamos el Vínculo?

La búsqueda del vínculo es una necesidad profunda y vital; reduce la ansiedad, el miedo a la existencia, el hambre de estímulo; en fin, alimenta nuestra psique, alivia la inseguridad del futuro inmediato y lejano, en una palabra, gratifica libidinalmente y nos da una oportunidad de crecimiento interior.

En la búsqueda de una respuesta al por qué del vínculo nos referiremos a los posibles factores genéticos o ancestrales, al dinamismo del amor y al fenómeno social de la motivación.

La proximidad del otro es una necesidad desde antes de nacer, desde el útero mismo en el íntimo contacto con su bioquímica, su temperatura, sus movimientos y los estados emocionales de la madre. Los descubrimientos actuales sobre la vida fetal parecen confirmarlo. Léase *La vida Secreta del Niño Antes de Nacer*, de Thomas Verly-John Kelly, Edit. Urano 1988, donde se hacen sorprendentes observaciones de los procesos de la unión tan precoz en el vínculo madre-hijo.

Las investigaciones de John Bowly en su ya clásico libro "Attachment and loss" (Bowlby, J. *Attachment and Loss*) llegan a la conclusión de que *la naturaleza del primer vínculo madre-hijo no es un impulso instintivo que se descarga, sino un sistema de conduc-ta fundado en la necesidad de adherencia a la figura maternal en un marco humano, afectivo y personal*. Aquí la expresión "sistema de conducta" no significa un esquema rígido de estímulos y respuestas, (E.R.), dentro de la concepción behaviorista, sino un entretejido de percepciones, emociones, cogniciones, vivencias primitivas, etc., en un contexto de relación personal aunque elemental, entre dos seres que se interactúan.

Los clásicos experimentos de los Harlow en los años 60 con monos, usando tipos de madres artificiales cubiertas con felpas y otras con un simple armazón de alambre, demostraron que estos primates buscan el contacto táctil más que la satisfacción oral, lo que probaría así que la necesidad de proximidad es superior a la necesidad alimentaria. Esta necesidad de aproximación física, de tacto, es la base del vínculo inicial de madre e hijo y un complejo fenómeno de intercambio transaccional.

En estas experiencias de los Harlow también se comprobó que los monos criados con madres artificiales mostraban en su vida adulta incapacidad para el juego sexual y la reproducción, como si el mal desarrollo de un vínculo madre-hijo los hubiese imposibilitado para la diferenciación y la realización de su impulso sexual. Las clásicas observaciones de Spitz confirmaron estos resultados.

Todo esto tiene un correlato neurofisiológico en las funciones del hipotálamo, los núcleos amigdalinos del sistema límbico, y en su manifestación en la sexualización secundaria en la pubertad que los revisaremos en el análisis de los factores biológicos en la estructuración del vínculo.

Así como no somos totalmente autónomos, ni estamos solos desde el comienzo, ni podemos elegir a nuestra madre, tampoco somos siempre verdaderamente libres en la elección de nuestro objeto amoroso. Estamos de algún modo predestinados por nuestras necesidades biológicas y psíquicas, por el hábitat en que participamos, por la proximidad de los otros y su mundo. Así como nadie puede dar lo que no tiene, tampoco nadie puede esperar lo que no existe. Parece claro así que en la búsqueda de lo vincular hay un cierto grado de "determinismo" biológico y social en la necesidad y en el objeto.

Hace casi 80 años Hans Selye, Premio Nobel, demostró que estímulos nocivos, capaces de producir stress tienen un efecto neurofisiológico y endocrino acelerando el metabolismo de los glúcidos y el consumo proteico, pero mientras el stress físico no es totalmente mediado por el sistema nervioso central, el psíquico sí; Bovard, citado por Berscheild y Hatfield en su libro *Atracción Interpersonal*, sugiere que si un animal debe enfrentarse a una situación de tensión, podemos aumentar su posibilidad de sobrevivir si lo colocamos en compañía de otros animales de la misma especie (particularmente familiares de la misma especie). Si el animal es un humano, se pueden reducir los efectos del suceso traumático rodeándolo de personas familiares. "Te ayudamos a sentir", es una frase que calma la ansiedad y la tristeza del que vive un duelo.

Estos autores explican el correspondiente correlato neurofisiológico de esto diciendo: "La hipótesis más sencilla para dar cuenta de los fenómenos observados al nivel animal y humano, es por lo tanto, que la presencia de otro miembro de la especie estimula la actividad del hipotálamo anterior y sus centros, mediante la respuesta neuroendocrina a la atención. La interacción previa con otro animal o persona puede ser un factor que acentúe este efecto positivo.

Si bien sólo se ha demostrado en animales de laboratorio que la compañía disminuye la respuesta neuro-endocrina durante el stress, extrapolar la situación no debe sorprendernos, a pesar de la inmensa complejidad del fenómeno en humanos, por el mayor nivel de sociabilidad que exigimos en situaciones similares y por el alto compromiso existencial que ello implica.

Amor y Vínculo

¿Quién ha podido precisar qué es el Amor? Se ha dicho que cuando entramos en ese terreno son más las preguntas que las respuestas satisfactorias.

Tomémonos la libertad de suponer que tal vez se haya partido de un error metodológico al pensar que existe un proceso unitario e invariable en su forma de presentación en el misterioso fenómeno de la atracción y la formación del vínculo, lo que arbitrariamente hemos llamado amor.

Quizás el amor desde otra dimensión, no existe y sólo hemos querido engañarnos creyendo en él; tal vez el amor no es más que una abstracción, una palabra o una deformación ilusoria basada en el deseo.

O tal vez el amor es multifacético y complejo y por lo mismo el intento de definirlo y abarcarlo como un todo sólo consigue su desrealización y no logramos captar lo esencial de él.

Estimamos que si lo aceptamos fundamentalmente como un sentimiento de atracción, como un sentimiento positivo que busca su fin en el estar próximo al otro, nos será más útil y manejable operativamente; primero para contraponerlo al odio que implica todo su reverso tanático y luego para no sostener que es en sí mismo sólo un proceso, o una entidad monolíticamente simple.

Habitualmente, muchos necesitan creer que el amor existe como algo abstracto, fuera de nosotros, que nos cae encima como un "flechazo" y que es inmodificable, no que nace desde dentro y en el que somos partícipes de alguna manera.

Muchos necesitan creerlo así para ceder a él sin temores ni

resistencias, especialmente aquellos que sienten gran temor y culpa ante la libertad del placer además del incierto sentimiento de descontrol por la liberación euforizante de contenidos profundos y frecuentemente reprimidos.

Pero, amor, aquí en esta exposición no es sinónimo de vínculo. Sin duda el segundo supone la existencia del primero; no hay vínculo estable y profundo sin amor que lo sostenga y lo reactive continuamente; pero puede haber amor sin que aún el vínculo se haya estructurado, a lo menos en su pleno vigor y validez.

El amor en el sentido usual de la expresión, puede ser efímero el vínculo es estable; el amor puede no ser correspondido, el vínculo es recíproco, mutuo, simultáneo. El amor no requiere de los aspectos afectivos, cognitivos y sexuales como en una unidad persistente y prolongada, el vínculo sí y en él los refuerzos de estos tres niveles son de una interacción continua.

Podríamos decir que vínculo en la pareja humana es, en algún aspecto al menos, amor que se profundiza, se estructura y se consolida.

Esta distinción es necesaria para el manejo clínico, especialmente en los casos de vínculos disfuncionales neuróticos o de ruptura de vínculo en casos de conflictos y divorcios.

¿Cuántas veces vemos parejas que aún se aman pero están profundamente dañadas en su relación vincular, hasta el punto que se soportan y sólo desean separarse?

Sin amor no hay vínculo, pero hay amor sin vínculo; podemos predecir el destino de una relación amorosa en el sentido de un futuro vínculo si somos capaces de discriminar la capacidad de los componentes bio-psico-sociales que están en juego. Este valor predictivo sólo es posible si diferenciamos amor de vínculo y si entendemos a éste último como resultante de un proceso en el que el sentimiento amoroso tiene una misión pero no lo explica todo.

Los terapeutas (psiquiatras, psicólogos) no somos curanderos del amor pero sí de parejas. En un caso dado, a cualquier terapeuta le es casi imposible "certificar cuánto amor" hay en una pareja, ni aun aceptando las comunicaciones sinceras de cada uno.

Por ejemplo, una pareja con problemas sexuales pone en peligro su estabilidad vincular; pueden ser ayudados con terapia sexual y vale la pena insistir en ello, si aún están intactos los demás aspectos de su relación. Pero, a una pareja que ha dejado de amarse y que ya no encuentra ninguna satisfacción real o imaginada en su relación cotidiana, ningún refuerzo a nivel biológico, psíquico o social que los atraiga, ¿qué podemos ofrecerle?

Tal vez podamos ayudar a cada uno por separado a superar las consecuencias de la ruptura, rehacer la autoestima dañada, etc.; estimo que eso ya no es terapia de pareja.

El amor como sentimiento desconcertante y hermoso a la vez y el no menos extraño proceso que nos lleva al vínculo, están estrechamente relacionados con niveles profundos del psiquismo y lo biológico y con nuestra condición de seres sociales. Lo manifiesto es la atracción, el intricado proceso de aproximación y búsqueda; lo encubierto es la ligazón permanente a nivel intrapsíquico, inconsciente y que implica a la persona total.

La atracción y búsqueda como manifestación del sentimiento amoroso, tienen una semiología; el vínculo tiene una metapsicología que se explica en la relación objetal.

Autores que se han ocupado del tema del amor distinguen en él dos aspectos, el amor apasionado y el amor compañía, éste último se parecería a lo que aquí hemos definido como vínculo. El primero está centrado en el sentimiento de atracción, intenso y gratificante, que definimos como estar enamorados.

Ambos se presentan fenomenológicamente distintos y entre ambos existe una transición gradual, generalmente; casi siempre el amor se inicia en forma apasionada y va gradualmente tornándose en amor compañía en la medida que se establece el vínculo profundo y estable.

¿Qué influencias tienen sobre este proceso de la atracción factores como la fantasía, nuestro concepto de la belleza, nuestro grado de dependencia, nuestro nivel de excitación sexual, la necesidad de seguridad, el temor al rechazo, la actitud del grupo, los estados emotivos intensos como los que ocurren en situaciones de peligro u otros, etc.? Todos estos son elementos a considerar en una semiología de la atracción y estructuración del vínculo y nos llevan al convencimiento de lo complejo del tema.

Atengámonos a los hechos, las comunicaciones de nuestros pacientes "enamorados" y tratemos de desentrañar qué hay en sus palabras.

Ahora veremos unas breves viñetas:

1.- Marta, 21 años, dice: "Creo estoy enamorada de Alberto, porque *constantemente pienso en él*. Me siento muy bien con su recuerdo y fácilmente mi mente vuelve a él, esto me contenta. Ahora me preocupo más por mi persona, en mi casa lo han notado, esto me tiene muy contenta, soy otra".

Marta cree estar enamorada, siente su pensar intensificado y focalizado en Alberto; "mi mente vuelve a él" es expresión de una mayor claridad e intensificación de su atención y recuerdo; esto tiene que ver con un umbral más bajo (más sensible) de todos los mecanismos del despertar, alerta y memoria, focalizados en un objeto; "me preocupo más por mi persona", revela mejoría en alguien deprimida hasta hace poco, con baja autoestima; "todo esto me tiene muy contenta, soy otra, etc.", revela un cambio de humor y una vivencia de mayor control yoico.

2.- Luisa, 30 años, docente universitaria. "Cuando conocí a Juan lo encontré pedante, no perdía oportunidad de criticarlo e ironizarlo. Sentía que era atractivo, inteligente pero antipático. Un día me encaró preguntándome si tenía algo contra él y pude darme cuenta que estaba en una situación competitiva que no me había dejado ver cuánto lo admiraba. Ese fue el comienzo de nuestro romance".

Apreciamos aquí una posición competitiva creadora de rechazo que pudo ser resuelta cuando tomaron consciencia de sus sentimientos ambivalentes y contradictorios. La admiración estaba enmascarada por antiguos temores ante la figura rival del hombre inteligente, por antiguas situaciones de ambivalencia, pues el padre de Luisa había sido un intelectual de renombre, pero muy frio y sarcástico (seguramente un narcisista) con sus hijas, a las que desvalorizaba por su condición de mujeres. El bloqueo que esa imagen parental ejercía sobre la libre expresión de su entendimiento amoroso hacia alguien fue superado. Amor y odio son dos posiciones antitéticas, sabemos cuán fácilmente se truecan uno en el otro.

3.- José, 18 años, estudiante: "Desde que estoy saliendo con ella me siento otro hombre; se me han quitado los dolores de estómago y el asma, ahora duermo y no tengo eyaculaciones nocturnas, se me han quitado las ganas de masturbarme, puedo estudiar mejor; lo complicado es que pienso continuamente en ella, *como si la viera a mi lado todo el tiempo*".

En este amor apasionado de un adolescente tardío, se observa una sedación de su ansiedad y de la somatizaciones de la misma; su hiperlucidez y la focalización del campo de su atención por acción de los fenómenos disociativos que llevan a la somatización nos hacer recordar los casos de Charcot. Sin embargo, nadie podría decir que esto es anormal o tenga visos de histérico, más bien hace pensar en un encausamiento y exaltación de la energía libidinal que tendía a somatizarse, disociándose.

4.- José Gregorio, 40 años, comerciante: "*Siento que he nacido de nuevo*. Cuando estoy a su lado *siento que la he conocido de siempre*, busco apretujarme a su lado, me aconseja que ordene mi vida; la siento como si fuera una madre buena, sé que a mi edad eso puede parecer ridículo, pero yo me siento muy bien".

El sentimiento amoroso de este hombre maduro, que bebía excesivamente hasta entonces, reproduce una sensación de sedación, como la de un lactante que se acurruca en el seno de su madre. Aquí hay un sentimiento oceánico y de regresión infantil, gratificante que ha tenido un efecto de reordenamiento libidinal, aunque regresivo.

La inmensa variabilidad de estas viñetas, breves, podrían ser inagotables; el sentimiento del amor, la certeza de la proximidad de otro ser, la introyección que se ha hecho de su imagen, la idealización de una situación nueva en la que se encuentran o reencuentran idealizadas y arcaicas imágenes, etc., produce un sentimiento de exaltación anímica y de sedación que mejoran la autoestima, aun somáticamente.

Sin duda que la componente somática de estos elementos clínicos corresponde a un correlato neuroendocrino, reforzador de la búsqueda del otro amado, en la actividad sexual y el encuentro. Hoy sabemos que en tal correlato hay un aumento de endorfinas, dopamina, oxitocina, etc., y mucha actividad diencefálica, causas y efectos del proceso y sus manifestaciones físicas.

Nos acercamos así a la profundización de la relación en el vínculo, nivel en el que participa también variables biológicas, intrapsíquicas y del entorno social que tienen manifestaciones fenomenológicamente diferentes; haciendo un parangón con las afecciones infecto-contagiosas diríamos que el período de invasión es trasladado ahora a una fase estable de consolidación, con un compromiso no sólo funcional sino también estructural. Por eso coloquialmente algunos dicen que "el amor es una enfermedad".

Estas manifestaciones visibles y sintomáticas nos permiten reconocer cuándo más allá del mero amor un vínculo está estructurándose y cuáles son los cambios que se están produciendo; es un curso que podemos definir como un proceso. Parece necesario hacer estas diferenciaciones buscando elementos de uso clínico en los casos de disfunciones en la relación de parejas y distinguir lo que puede ser modificado con terapias de lo que escapa a nuestro afán terapéutico; así no caeremos fácilmente en la "omnipotencia terapéutica", ni creamos en los pacientes falsas ilusiones.

Motivación y Vínculo

Sostener que la necesidad del vínculo es profunda y vital, sólo es una generalización. En qué consiste tal profundidad y por qué es vital su satisfacción, debe ser explicada en el contexto de una concepción totalista de lo humano. Nuttin lo enfoca desde la motivación considerando a ésta como "el dinamismo de la relación de un sujeto con el mundo, es decir la motivación concierne a la dirección activa de la conducta hacia ciertas categorías preferenciales de situaciones o de objetos". (Nisbet, R. *Introducción a la Sociología. El Vínculo Social*)

Este autor pone el énfasis en el carácter dinámico de la relación que une al individuo con su ambiente; es por esto un concepto relacional de la conducta, sobre ella ubica el punto de partida de la motivación, es decir no la considera ni como un estímulo intraorgánico al servicio de la homeóstasis biológica, ni como resultado de un estímulo ambiental sino que ubica la naturaleza de la motivación en la trama misma de lo relacional, precisando así la orientación preferencial de la conducta en grados de intensidad que van desde lo que es vital, de vida o muerte, para el organismo como objeto físico o psicológico, a aquellas relaciones que serían simplemente más agradables que otras.

La motivación sería así un factor determinante en el establecimiento del vínculo. La idea quedará más clara cuando se insista en el papel que desempeña lo cognitivo en el proceso de elección de ese objeto preferencial.

Motivación, Interacción y Cognición

En las fases iniciales de esta presentación se definió el vínculo como un estado profundo y estable de unión afectiva-cognitiva-sexual entre dos seres que interiorizan la imagen del otro, obedeciendo a una necesidad profunda y vital de compartir.

Lo profundo y lo estable son notas decisivas en esta definición. Profundo en cuanto compromete niveles biológicos, psíquicos y sociales asociados a estructuras y funcionamientos cuya dinámica sólidamente se afianza en la naturaleza misma del ser humano, en su ser orgánico, en su mundo interior y en la conformación ineludible de su grupo social.

Lo estable exige, para ser tal, cierta permanencia en el tiempo; una unión profunda tiende a la estabilidad a menos que factores poderosos y superiores a ella determinen su ruptura precozmente; las consecuencias dolorosas de esto vienen a confirmar el nivel de profundidad alcanzado. Pero no es sólo permanencia en el tiempo, factor mensurable, sino además compromiso y raíces con el todo de su personalidad y su vida lo que da al vínculo su estabilidad.

La unión deberá efectuarse a tres niveles, pues uno sólo o dos no bastan. Lo afectivo, lo cognitivo y lo sexual tendrían sus expresiones equivalentes en el amor, en la consciencia de sí y del otro comprometidos en la intimidad física y espiritual.

El vínculo podría ser así representado con una pirámide de base triangular en cuya cúspide, siempre en vías de una estructuración definitiva y total, se encuentran la fusión plena y completa realización de lo evolutivo humano y filogenético.

Esta pirámide está en ascenso continuo y su proceso de estructuración definitiva no termina en una pareja, ni está aún por concluirse en la especie humana; su camino está lleno de obstáculos, problemas y oportunidades. De todos modos parece ser una ocasión y un camino para nuestra realización evolutiva plena como seres humanos. De ahí, estimo, su inmensa trascendencia.

La interiorización de la imagen del otro es un fenómeno complejo que resulta del interjuego de todos estos factores señalados y se realiza en el mundo intrapsíquico; de la adecuación y normalidad de sus dinamismos, de relación objetal, dependerá la calidad de esa interiorización, la autenticidad de su naturaleza y la validez de su permanencia. Y también dependerá sin duda alguna, de la estructuración y desarrollo del S.N., en su habilidad y más específicamente en los procesos de la conciencia, del Sí mismo y del Self en todas sus manifestaciones y funcionalismos. De ninguna manera esto desvaloriza a lo ya señalado sobre los hechos en un enfoque puramente psíquico que estudia el psicoanálisis más en profundidad, en frase de Damasio: "Tener conciencia de que existen mecanismos biológicos tras los componentes más sublimes, no implica una reducción simplista a los engranajes de la biología" (Eccles, J.C. y Zeier, H. *El Cerebro y la Mente*).

Pero, tales procesos no serían posibles si no se dieran en un contexto relacional y no estuvieran fuerte y continuamente motivados con reforzamientos y sólidas amarras que los mantengan en renovados procesos de estructuración. Si la necesidad profunda y vital de compañía, que se origina en lo más íntimo de nuestra naturaleza y se reactiva con la convivencia continua no se hiciera presente, como el hambre para sobrevivir, moriríamos de soledad y la especie humana se hubiese extinguido tal vez, o no existiría como tal; quizás seríamos un agregado primitivo y caótico de seres vivientes.

La naturaleza de esta necesidad profunda y vital es posible de entender en su dinámica, en términos de motivación, interacción y relación, es lo que llamamos conducta o comportamiento. En el tema que nos ocupa, lo cognitivo es el enlace entre lo afectivo y lo sexual. Mientras lo afectivo nos hace admirar y desear y nos da la energía (Catéxias) para buscar lo deseado, lo cognitivo nos permite discriminar, ponernos en situación adecuada ante lo deseado y guiar nuestra conducta tendiente a lograrlo; a lo menos, es lo que se espera que ocurra en una dinámica normal del funcionamiento mental.

Lo cognitivo se completa en la conducta sexual, en la fusión, en el producto de esa unión, sea ésta una mayor y más sólida relación o un resultado concreto, carnal, de esa unión: otro ser que habitualmente, consolida el vínculo y perpetúa la especie.

Sin procesos cognitivos, sin consciencia de sí y del mundo, guiada por los procesos de percepción, memoria, reflexión, etc., no hay unión estable de lo afectivo con lo sexual; la esencia misma de lo que es el vínculo, con todos sus ricos dinamismos, no sería así posible; nuestros afectos no se concretarían en actos, ni nuestros actos de unión (entre ellos el orgasmo) tendrían un sentido de realización humana en el esquema de nuestra naturaleza evolutiva.

El vínculo es un elemento más, tal vez el más importante del proceso de evolución, cambio y superación al que estamos llamados en el amplio ámbito de la creación; por lo mismo, un intento por entender sus procesos puede ser incluido en el valioso proyecto de defensa de la vida.

Motivación, cognición e interacción son tres procesos psíquicos que no pueden ser separados de su contexto relacional, social, para su comprensión.

Si aceptamos que la conducta es una función de relación y que las funciones cognitivas le han permitido al individuo conocer y manejar el ambiente la motivación deberá analizarse en ese marco y no sólo como una consecuencia de estados bioquímicos o por simple estimulación de centros nerviosos que, ciertamente, son también necesarios. La conducta, las funciones cognitivas y la motivación se dan en un marco de relaciones personales, en un hábitat social y sólo en ese contexto es posible entenderlas.

"La unidad básica de conducta, es en su totalidad, la propia red funcional de relaciones, donde el individuo y el ambiente constituyen los dos polos. Fuera de esta unidad funcional, ni individuo ni ambiente existen, en lo que atañe al análisis conductual". (Nisbet, R. *Introducción a la Sociología. El Vínculo Social*)

Esa interacción individuo ambiente, Yo-Tú, en el caso de la pareja será sin duda muchísimo más rica y fundada en la percepción recíproca. Son dos polos de una misma línea, que se penetran mutuamente, relación que se da en un contexto sobre el que también actúan y éste sobre ellos. Esto crea una necesidad del otro, necesidad que corresponde al funcionamiento mismo de la relación y es inherente a él. Funcionar con el otro es vivir, vivir es ser complementario con el otro de la pareja. Es por esto que la necesidad de compartir es profunda y vital. Profunda, porque es inherente al funcionamiento relacional mismo y vital, porque es constructiva y encuentra su energía en el proceso mismo.

En otras palabras, es la naturaleza de la relación Yo-Tú la que define la necesidad y no brota ésta sólo como resultado de estímulos biológicos, aunque estos constituyen un imprescindible sustrato para su expresión y sostenimiento.

De no ser así, la satisfacción de simples requerimientos biológicos, o su expresión, sería suficiente para establecer un vínculo en un esquema E.R. (Estímulo-Respuesta) como ocurre en el apareamiento animal el cual, por cierto, está lejos de constituir un vínculo.

Para Nuttin "La motivación no tiene su punto de partida en un estímulo intraorgánico ni en el ambiente, sino en el carácter dinámico de la relación que une al individuo con su medio", en este caso al Yo con el Tú. Estimamos que esto es una forma preferencial hacia determinadas interacciones que tienen que ver por una parte, con necesidades intrapsíquicas, como los bosquejaremos a propósito del tema de las relaciones objetales, y por otra con la situación concreta que se da en esa relación, es decir, con los dinamismos psicosociales, roles, status, normas, etc. En esta búsqueda todo el sistema cognitivo, tan rico y específico de nuestro nivel evolutivo, se pone en marcha de tal manera que la interacción resulta no de una situación simple de E.R. o de ensayo y error, como ya dijimos, sino de operaciones complejas a niveles predominantemente consciente y preconscientes, que por eso mismo tienen plena validez como mecanismos de acción, fruto de la relación mente-cerebro (cuerpo-mente).

La complejidad de las operaciones cognitivas, decisivas en el proceso de interacción, se ve avalada por la capacidad de retener experiencias y recombinar elementos aparentemente dispares; esto es lo que se ha llamado el proyecto y la búsqueda. Estos, en lo referente a encontrar pareja, son altamente discriminatorios y específicos en la especie humana y se dan en función directa a su nivel de evolutividad, vale decir telencefalización, normatividad, socialización, madurez emocional, etc.

La telencefalización por ser el nivel evolutivo más alto del S.N. (Protencéfalo, mesencéfalo, telencéfalo) permite la capacidad de motivación al integrar en los centros nerviosos superiores un estado de alerta, de "arousal" generalizado; es lo que se observa en el sujeto en el período de atracción y también entre los que están unidos por un vínculo estable y "se entienden con la mirada", comunicándose al nivel de significación simbólica en un lenguaje propio.

En la búsqueda del contacto humano también participan niveles más primarios y ancestrales del S.N. expresada en la conducta sexual que ha llegado hasta ahora revestida de características específicas y evolucionadas que le han hecho pasar de una simple relación animal a una relación personal. En la expresión de Nuttin se ha "personalizado la necesidad"; la plenitud de tal personalización confiere a esa experiencia un sentimiento inefable de éxtasis, o próximo al mismo y su desorganización o fracaso, a un sentimiento doloroso, sin duda la más frustrante experiencia de la convivencia.

El Vínculo y las Relaciones Objetales

El concepto de relación objetal es relativamente nuevo, tiene menos de 100 años y su actualización se ha hecho evidente en las últimas décadas, a propósito del creciente interés por el estudio de los pacientes borderlines y las personalidades anormales en frecuencia creciente; ellos son los cuadros clínicos más difíciles de tratar y más insidiosos por las graves alteraciones de conducta social que los acompañan; por otra parte, la psiquiatría infantil se ha enriquecido gracias al concepto de relación objetal que ha venido a clarificar muchos aspectos del desarrollo mental (consúltese a Melanie Klein, *Obras Completas*, Bs. Aires, Paidos).

Cuando se piensa en la persona como objeto no hay nada peyorativo que indique descalificación, o se le niegue la calidad de sujeto, sino que se la piensa como lo enfrentado al Yo, sujeto de la relación; es hacia el objeto que apuntan las pulsiones, instintos o deseos del sujeto. La relación *de* objeto, no *con* el objeto, resulta de un complejo mecanismo interactivo, interpersonal e intrapsíquico, consecuencia de una cierta organización y de una cierta relación con el mundo real y de una manera de aprehenderlo. Es, básicamente un proceso de interrelación; por eso se habla de relación de objeto y no con el objeto; es decir, existe una interacción entre el sujeto y los objetos que él incorpora en su mundo interno, de acuerdo con los impulsos, pulsiones o instintos en un determinado momento de su desarrollo libidinal.

Los conceptos de pulsión, instinto y energía psíquica en relación a los objetos internalizados han sido motivo de una intensa polémica. El instinto está íntimamente relacionado con lo biológico, genéticamente programado y es determinista. Pulsión se refiere más bien al impulso que sin duda se relaciona con lo instintivo pero no es su directa expresión. La energía necesaria y subyacente a los procesos es el elemento esencial sin la cual no es posible la dinámica necesaria para establecer la relación de objeto.

La relación de objeto es, por lo mismo, un hecho relacional y dinámico, íntimamente vinculado al mundo más profundo de la fantasía, donde se originan nuestros deseos y anhelos y se va estructurando "capa sobre capa" a medida que cursamos por las diferentes etapas de nuestro desarrollo mental y por lo mismo, estrechamente relacionada con los instintos eróticos y agresivos, con los mecanismos de defensa, con la evolución del Yo y con el principio del placer y de la realidad que rigen el equilibrio precario de la mente.

El que sea un hecho relacional no excluye la importancia de la fantasía (creación) que se genera desde el inconsciente poderosamente influida por el movimiento de lo libidinal, por el desenvolvimiento que la energía psíquica va cobrando en el curso de las etapas del desarrollo; pero, a su vez, la fantasía genera conductas que influyen en el ambiente, lo que hace el proceso de un dinamismo continuo, en una espiral dialéctica siempre vigente.

La relación objetal es el núcleo psíquico de lo vincular; corresponde a la faceta más íntima de todo el complejo proceso del vínculo, siendo lo somático del mismo lo que aporta la biología y lo más externo lo que aporta la relación del hombre como ser social, sujeto a los dinamismos de un grupo, el pequeño grupo diádico y al gran grupo de su ambiente comunitario.

Sobre este núcleo se estructurarán sucesivamente los procesos de nuevas relaciones objetales en la medida que el individuo se relacione con su mundo; así, en cierta forma, tenderán a calcarse o repetirse antiguas modalidades de relación ya aprendidas; tal aprendizaje tenderá a ser más rígido y estereotipado, difícilmente modificable en la medida que él mismo haya significado una situación traumática, conflictiva o frustrante y por lo mismo haya exigido una gran cantidad de esfuerzo adaptativo, consumo energético y distorsión del normal y fluido desarrollo de la mente.

El aparato rector, coordinador, de este complejo sistema es el Yo; sabemos que él no tiene una medida ni ubicación física, sino que más bien se lo define como una función o entidad psíquica, con existencia real en el mundo de la mente, pero no material en el cerebro. Es una instancia psíquica.

La energía, condición necesaria para el funcionamiento de cualquier proceso vital, deriva o está ciertamente relacionada con la energía metabólica del funcionamiento orgánico, neurofisiológico pero es seguramente, de una naturaleza distinta como lo son de naturaleza diferente entre sí las demás formas energéticas de nuestros diferentes aparatos y sistemas. Mencionamos solamente, aquí, la *energía*, porque es imposible pensar la realidad de nuestro mundo hoy, en cualquier nivel, sin ella.

Freud genialmente llamó a esta forma de energía del aparato mental "energía libidinal" y la homologó a la energía sexual en un sentido amplio, pues supuso que de la instintividad sexual se originaba tal energía, afirmando de esa forma al instinto como una manifestación de lo biológico en lo psíquico, como consecuencia del empuje (pulsión) de una carga energética.

Desde sus comienzos esta concepción teórica ha sido objeto de incesante críticas y discusiones, sin embargo es indiscutible su eficiencia práctica en la clínica en el manejo de pacientes. Es verdad que el psicoanálisis como teoría de la mente y como técnica de tratamiento son dos cosas diferentes, aunque ciertamente en estrecha relación.

Seguramente Freud, hombre de su tiempo, como ya muchos biógrafos suyos lo han señalado, no pudo sustraerse a los esquemas culturales entonces vigentes. De todos modos aun hoy es difícil explicar los procesos mentales sin algún concepto de energía, manejable teórica y prácticamente. Tal enfoque no es contradictorio con el hecho clínico que los procesos se dan en una persona, un *ser en el mundo*.

Cito a J. Rof Carballo en su libro *Biología y Psicoanálisis*: "Ha habido un cambio en el concepto de energía en la teoría psicoanalítica, ya no es una energía libidinal que necesita satisfacción con arreglo al principio del placer, dirigiéndose, vertiéndose, en un objeto aplicándose a él. Por el contrario es una energía que se está constituyendo por la activación de un sistema de genes íntimamente integrado bajo la acción del ambiente a través de la pantalla protectora de la madre, en tanto da lugar al acabado del cerebro, en decir, a su maduración. O si se prefiere, al desarrollo de sistemas que habían quedado retrasados, sin terminar, porque su terminado, para ser adaptativamente más eficaz, tenía que hacerse incorporando ambiente" (Rhawn, Joseph. *Neuropsicología del Desarrollo*).

A una concepción totalista de lo humano, le es incongruente aceptar los procesos mentales como una situación estática y mecanista, basada sólo en lo biológico y aislada del mundo exterior y, sin relación con su continua y plástica actividad. En otras palabras, lo onto y lo filogenético se imbrican con la adaptación permanente a su mundo interno y a su ambiente, pues la mente como un instrumento de la naturaleza, busca un objetivo central: la mantención y perfeccionamiento de la vida, gracias a los procesos epigenéticos y de neuroplasticidad.

Así como la diversificación de la vida facilita la adaptación a la naturaleza física y aumenta las probabilidades de su continuidad, regida por los procesos genéticos y el control del sistema nervioso, así también a medida que ascendemos en el nivel de perfección evolutiva, todos los dinamismos y la energía que tienden a perpetuar la especie humana, entre ellos la estructuración del vínculo, buscan el mismo objetivo.

Según Carballo los postulados freudianos fundamentales si bien, han permanecido sólidos en sus grandes lineamientos, han sufrido gradualmente variaciones de enfoque en torno a problemas que también son fundamentales, como el concepto de energía psíquica y el de instinto.

En los orígenes de esta teoría, se deseaba explicar cómo la energía psíquica buscaba al objeto, y el énfasis se puso en el sujeto, pero luego, este énfasis pasó al objeto y sus caraterísticas. No sólo el psicoanálisis sino casi todas las escuelas de psicología tienden actualmente a destacar lo relacional; así ha disminuido el interés en el concepto de lo instintivo. Esto se podría definir en una frase de R. Fairbain de su libro *Objet Relations. Theory of the Personality*: "El fin de la libido no es el placer sino el objeto", lo que significa una predominancia creciente de la relación del Yo y del sí mismo (Self) con los objetos; un mayor énfasis en la relación personal, más que de la mera satisfacción instintiva, destacando así la evolución del Yo, instancia relacional por excelencia con su capacidad de control, coordinación y totalización de la vida mental.

Enfatizar la dinámica de la relación sujeto-objeto ha significado que los procesos de motivación, internalización y vínculos con el mundo circundante y la mente que los genera, sean un todo bio-psico-social.

Edipo y Vínculo

Tales cambios de enfoques en las escuelas psicoanalíticas modernas, en aquellas que no hicieron de las ideas originales y geniales por cierto de Freud, un rito o una ideología intocable, sino una doctrina científica y por lo mismo sujeta a la más amplia y permanente revisión que ha permitido estar alerta a toda la intensa revolución científica de estos últimos años.

Es necesario recordar que el psicoanálisis distingue dos etapas en el proceso de maduración o crecimiento, de la sexualidad y de la personalidad total: lo pre-genital y lo genital, separadas ambas por la presentación y resolución de la primera y más trascendental relación vincular, el Complejo de Edipo. Este postulado básico del psicoanálisis permanece como una de sus grandes definiciones y por eso mismo volveremos a mencionarlo.

Es característico de lo pre-genital la existencia de pulsiones, instintos y deseos anárquicos, no controlados, no organizados por el principio de la realidad sino del placer, como consecuencia del aún incompleto desarrollo del Yo. Tal control y madurez, aunque no definitiva, manifestará su predominio cuando el proceso de integración mente-cerebro logre niveles mínimos de desarrollo después de la edad de los 6 años, aproximadamente, es decir, cuando en lo psicológico se haya resuelto el Edipo y se haya cumplido la fase genital de la libido, superándose las vicisitudes de lo pre-genital.

Parece innecesario señalar la gravedad que tienen los trastornos emocionales antes de los 6 años aproximadamente, cuando el niño pequeño lucha por adaptarse a tantos desafíos vitales y no cuenta con el apoyo y la mínima salud mental de sus mayores. Entonces, fatalmente se crean condiciones graves y perturbadoras que hacen difícil superar estas complicadas etapas de lo pre-genital; como consecuencia se estructuran o aprenden modos o funcionamientos gravemente anormales o perturbadores del desarrollo emocional, capaces de producir lo que se ha llamado neurosis pre-genitales; éstas se manifiestan en la conducta, no sólo sexual sino en todo los planos de la convivencia. El pre-genital anómalo busca la satisfacción sexual en el objeto parcializándolo, no lo toma como un todo, como un "objeto-persona" sino como un objeto para la mera satisfacción de sus pulsiones infantiles. El sadismo y todas las demás anomalías sexuales son un ejemplo; Freud las llamó perversiones, expresión que no tiene un sentido peyorativo ni moralista, corresponde al gran grupo de patologías sexuales llamados Parafilias.

Cuando las pulsiones o conflictos pre-genitales predominan, la consolidación de la unión en la pareja adulta está seriamente alterada y es, por lo mismo, inestable y conflictiva. Es lo que observamos en las personalidades borderlines (limítrofes entre lo psicótico y lo "normal"), en los narcisistas patológicos incapaces de amar lo que no sea su propia imagen, en los esquizotímicos o sujetos encerrados afectiva y pobremente en sí mismos, siempre al borde de una quiebra esquizofrénica, etc.

Por todo esto y mucho más, enfatizamos a Edipo, lo pregenital y su resolución adecuada y armoniosa como un hito trascendental en la salud mental, y es por eso mismo, que una terapia que se precie de profunda y restauradora de verdad no puede prescindir de su análisis y restructuración.

La muy original y primaria relación vincular edípica que el niño vive, se prepara progresivamente desde comienzos de la gestación y culmina en su resolución alrededor del cuarto o sexto año de la vida, cuando el niño ha logrado establecer el lenguaje, primera relación independiente con su entorno social y también la autonomía motora necesaria para desplazarse y explorar su mundo. Cuando el Edipo está resuelto, o bien, encaminada su resolución y el sistema nervioso ha consolidado las tareas primordiales para sobrevivir, la mente entra gradualmente en un período de relativo aquietamiento y plasticidad (de 7 a 12 años) que se traduce en una alta eficiencia para la captación de estímulos y resolución de problemas de adaptación, con disminución de las primeras inquietudes sexuales, que luego se reactivarán a comienzos de la pubertad, por la eclosión hormonal genéticamente programada que actúa sobre receptores específicos en el diencéfalo, generando sustancias químicas estimulantes en todo el organismo; son los neurotransmisores, los neuropéptidos y las sustancias transductoras, todas proteínas de acción específica a distancia que convalidan, con su actuar la certeza de la unidad cuerpo-mente.

Maduración Emocional y Vínculo

Cumpliendo con el propósito de este trabajo, nos limitaremos a señalar los elementos teóricos que en la literatura refuerzan la tesis de la estructuración vincular de la pareja a nivel intrapsíquico.

Aclaramos que no pretendemos sostener que la capacidad de vínculo sea una simple reedición del Edipo, pero sí de una inmensa trascendencia en la vida afectiva futura de una pareja.

Postulamos que la capacidad de enamorarse se da en el plano de lo psíquico en mejores condiciones en la medida que los procesos pre-genitales y la maduración genital se hayan logrado estructurar adecuadamente, a lo menos, en sus grandes lineamientos.

Pareciera que gran parte de las alteraciones de la maduración del aparato mental encuentran su origen en un desfase importante entre las tres vertientes (bio-psico-social) de lo humano que no logran coordinarse, organizarse o estructurarse armónicamente a pesar de la muy estrecha interacción continua en que se desenvuelven. Proceso complejo más complicado aún por el curso relativamente autónomo del desarrollo instintivo, influenciado por factores biológicos, genéticos y por la relación interactiva madre-hijo desde sus primeros instantes. Se cierra así un circuito de interacción energético cuerpo-mente, ciertamente muy enigmático aún.

Por ejemplo, el adecuado desarrollo bio-sexual marcha, en general, a parejas con la normalidad psíquica y ambas con el proceso de adaptación e incorporación al grupo adulto; sin embargo, actualmente por acción del grupo mismo se ve magnificada la capacidad de tener relaciones sexuales, sin importar el nivel de desarrollo psíquico necesario para la madurez adecuada que permita al individuo responder a todas las consecuencias de su conducta, es decir, sin que los resabios de los mecanismos pre-genitales del desarrollo, ni las dificultades edípicas aún no resueltas en muchos adolescentes, hayan sido adecuadamente incorporados como un aprendizaje efectivo en el proceso total de la maduración. Eso explica el alto porcentaje de fracasos de las uniones de adolescentes o muy jóvenes; esto ha significado toda una revolución de lo vincular y una amenaza a su natural proceso evolutivo.

Otto Kermberg dice: "La capacidad de tener relaciones sexuales y orgasmos no es garantía de madurez sexual, ni representa necesariamente un nivel relativamente más alto de desarrollo psico-sexual". Lichtenstein, otro brillante psicoanalista (1970), examinó este tema y señala que las observaciones clínicas no confirman una clara correlación entre madurez emocional (capacidad de establecer relaciones emocionales estables) y la capacidad de obtener plena satisfacción a través del orgasmo genital (primacía genital). Sugiere que la sexualidad es el medio más temprano y básico por el cual la personalidad humana en crecimiento experimenta una afirmación ante la realidad de su existencia, pero infiere que "ya no es posible continuar sosteniendo el concepto de primacía genital en el sentido clásico" (Kernberg, O. *La Teoría de las Relaciones Objetales y el Psicoanálisis Clínico*).

"Las personalidades narcisistas o borderlines, por ejemplo, mantienen vida sexual aparentemente satisfactorias si las medimos por sus orgasmos, pero altamente críticas e inestables, por causa de todo un proceso subterráneo o inconsciente de conflictos antiguos no resueltos".

Ignorar esta realidad clínica lleva lamentablemente a algunos sexólogos a una confusión entre salud mental y "salud sexual"; ellos miden la primera por la capacidad orgásmica, como si el orgasmo fuese una expresión de todas las cosas que tienen que ver con la madurez humana. Esto, como vemos, no es así; estimamos que un sexólogo sin formación psicodinámica suele causar mucho daño.

Olvidan así, de una plumada, todo el proceso de los fenómenos de interacción social, la estructuración de las relaciones objetales del mundo intrapsíquico, todo el proceso de estructuración del Yo y del Súper Yo y por lo mismo, toda la significación que, para la vida psíquica total tiene la dinámica evolutiva onto y filogenética de las pulsiones instintivas y su interacción con el medio. Olvidan, en una palabra, al hombre como un todo, como un ser bio-psico-social.

Las consecuencias de ignorar, o prescindir de esto, para muchos jóvenes y también parejas de adultos en nuestra cultura hedonista, han sido y están siendo catastróficas.

Es posible que tal enfoque tecnicista, pragmático y distorsionador, tenga su origen en una realidad parcial: el de aquellos que por su estructuración personal han logrado escindir su sexualidad del total de sus relaciones objetales; no teniendo en cuenta que en tales casos la pre-genitalidad no resuelta alcanza tal preponderancia en sus vidas sexuales y en las relaciones interpersonales, que es capaz de crear la sensación falsa de una sexualidad autónoma y libre del total de la vida psíquica. Esta disociación se paga con dolor existencial, fracasos, enfermedades psíquicas y somáticas, porque implica un gasto energético intenso y sostenido.

Es posible sostener que no hay una integración de las tendencias libidinales en tales pacientes; los objetos totales (el otro) son sustituidos por objetos parciales, como resabios de la etapa pre-genital del desarrollo, antes del Edipo, el que necesariamente como hemos sostenido, debe ser resuelto para alcanzar una plena madurez afectivo-sexual. Por ejemplo: se ama al otro por algún detalle de su anatomía, o por alguna posesión de su status (dinero, éxito, etc.) lo que a poco andar resultará en un fracaso de la relación diádica.

Sin embargo el problema no es tan simple, pues si bien la no resolución de procesos pre-genitales suele ser un obstáculo y una distorsión en el desarrollo hacia una genitalidad madura, condición fundamental para las relaciones objetales (¿plenamente?) adultas, por otra parte, en todo núcleo de lo vincular intrapsíquico existen normalmente, residuos de pre-genitalidad. Dicho de otro modo, en el amor todos actuamos en algún momento y de forma normal, como niños, es decir, presentamos ocasionalmente mecanismos y fenómenos regresivos en la conducta y en la vivencia de nuestra relación con el otro; esto puede manifestarse en juegos y fantasías pre-coito, a distintos niveles de pre-genitalidad. No se las puede considerar anómalas si no sustituyen, habitualmente, la realización plena del orgasmo en la cópula, ni son predominantes en la relación total.

Para N. Balint "El amor genital es una fusión de ternura y satisfacción genital" (Balint, N. *On Genital Love*). Para este autor una verdadera relación amorosa presupone idealización, ternura y una forma especial de identificación; *identificación genital* es la expresión de fusión de estos tres elementos. En virtud de esta identificación los intereses, los deseos, los sentimientos, la sensibilidad y las falencias del otro adquieren, o debieran adquirir, la misma importancia que los propios. Identificación genital es un concepto inseparable de la identidad, es una faceta de la misma.

Nos preguntamos si algún psiquiatra o psicólogo ha visto alguna vez a un narcisista, o a un borderline capaz de este nivel de identificación genital. En un tratamiento meramente sexológico y conductista del problema, este interrogante no tiene respuesta; por lo tanto, la madurez del amor no se puede medir sólo o preponderantemente por la capacidad orgásmica, sino, fundamentalmente, por la plenitud de la relación objetal, núcleo central de lo vincular en la vertiente de lo psicológico.

El incremento del control Yoico en el proceso de la maduración psicológica, trae como consecuencia el de la identidad, es decir de su integridad, que en los borderlines es manifiestamente deficitaria. La calidad de las relaciones objetales dependerá fundamentalmente de esta integridad y su continuación temporal.

El paciente (pareja) borderline experimentará fácilmente contradicciones en su autoconcepto, en su identidad, cuando aparezcan situaciones de conflicto y se perderá la vivencia de la misma y su capacidad de evaluar relativamente a los demás, a su pareja. Se romperá así la profundidad y estabilidad de esa relación objetal y, por lo mismo, la calidez, intensidad, intereses y tacto por el otro, creándose así un círculo vicioso de interacción claramente perturbador del desarrollo de un conflicto y destructor del vínculo. Es lo que clínicamente corresponde al concepto de difusión de identidad. Esto es muy distinto de lo que ocurre en la personalidad neurótica en la que el concepto integrado de sí mismo no se pierde y por lo tanto no se ponen en marcha los mecanismos primitivos de defensa Yoica como ocurre en limítrofes o psicóticos (Escisión, idealización primitiva, proyecciones intensas, especialmente, identificación proyectiva, negaciones, omnipotencia, etc.), o a penas se insinúa, con lo cual la relación objetal en la pareja logra estabilizarse.

Reiteramos que en esto se integran procesos elaborados y resueltos desde la terminación del Edipo; la pre-genitalidad (oral, anal, fálica) ha sido incorporada a la genitalidad postedípica. La capacidad de tolerar la frustración, el fracaso y el duelo están en desarrollo y se incrementan gradualmente en el aprendizaje de la realidad. El crecimiento somático y la maduración del sistema nervioso van paralelos a estos procesos y son el correlato indispensable. Se produce así un incremento del control yoico en los procesos integrativos mentales y una mayor adecuación conductual a la realidad; la consciencia de sí mismo y la relación Yo-Tú se enriquecen, los mecanismos de interacción y los procesos de motivación se afinan.

En una palabra, se organizan gradualmente durante el desarrollo psíquico, todos los requisitos necesarios para poder amar a otro ser, en una relación afectivo-cognitivo-sexual cuando se den progresivamente las condiciones biológicas, psíquicas y sociales para ello.

Quien no haya logrado superar sus conflictos del desarrollo, en un sentido amplio, le será muy difícil alcanzar una identidad y un rol sexual adecuado; estará viviendo en el pasado de conflictos no resueltos, la ambivalencia de sus afectos le impedirá la incorporación de la genitalidad o madurez sexual en el vínculo amoroso.

Esto es un hecho clínico fácilmente comprobable cuando el terapeuta observa los trastornos de personalidades limítrofes que tienen una altísima incidencia estadística, al parecer cada vez mayor en nuestra cultura.

Citando a Guntrip de su libro *El Self en la Teoría de la Terapia Psicoanalítica*: "Se entiende así que el goce del orgasmo permita la incorporación de los resabios pre-genitales a lo genital y la transmutación, a través del sentimiento de fusión, de lo libidinal en más estrechos lazos de vínculos" cuando, agregaríamos, todo el aparato mental esté en vías de una evidente integración y madurez a fines de la adolescencia, normalmente, procesos que continúan hasta la vejez.

Está claro que en tal transmutación hay un proceso energético; las catéxias que a él se vinculan van quedando incorporadas a la energía o intensidad de la ligazón vincular y se "solidifican" como algo estable; de ahí que su ruptura en el divorcio por ejemplo, están altamente dolorosa y sentida incluso físicamente, como una sensación de "desgarramiento interno" aunque tal ruptura pueda ser deseada o inevitable; la depresión severa y frecuente es el correlato clínico, consecuente y más común.

Normalmente la energía de lo vincular estructura e incorpora a la genitalidad todo los restos de la conflictiva pregenital; las necesidades activas y pasivas; los componentes voyeristas y exhibicionistas, fantaseados o reales, de toda aquella confusa y difícil etapa del desarrollo, cuando la expresión de lo genital no era posible, ni orgánica, ni social, ni psíquicamente.

El lento y trabajoso proceso de estructuración vincular, en su total expresión genital, psíquica y orgánica exhibe la profunda raigambre bio-psico-social de la condición humana.

La magnitud de estos intrincados fenómenos se aprecia más claramente en el despertar psicosexual de los adolescentes, quienes los manifiestan con mayor claridad y limpieza de compromisos, desde que empieza el despertar puberal. En ellos se vive el amor con un sentimiento de plenitud e integración total al mundo, a nivel casi panteísta. Presentan una catexización masiva que todo lo invade, como anclaje no sólo al vínculo y al objeto amoroso, sino a todo lo que los rodea; dicen sentir que todo brilla con luz maravillosa nueva y omnipotente. Ciertamente hay una explosión energética, cuántica, que todo invade.

Los poetas poseedores de ese destello de la adolescencia, lo expresan de una manera extraordinariamente bella. Neruda escribió a sus veinte años de edad estos versos inmortales:

"Cuerpo de mujer, blancas colinas, muslos blancos, te pareces al mundo en tu actitud de entrega. Mi cuerpo de labriego salvaje te socaba y hace saltar el hijo del fondo de la tierra".

Recordemos que ya nos referimos en este trabajo al concepto de relaciones objetales. Insistimos ahora en el de las estructuras intrapsíquicas que se organizan en la mente por la relación entre la imagen del sí mismo y las imágenes de los objetos introyectados, que pasan así a ser objetos internalizados. Esta es una relación diádica entre el self o sí mismo y el objeto, constituyendo unidades estructurales primordiales, como lo enfatizó profundamente la corriente Kleiniana del psicoanálisis.

Sea en un sentido restringido o más amplio, el vínculo en el plano psicológico constituye una estructura intrapsíquica y su enfoque corresponderá al de las relaciones objetales.

Las concepciones psicoanalíticas son coincidentes con enfoques sociológicos y con la teoría cognitiva de los neoconductistas, especialmente J. Nuttin, aunque él lo precisa desde el ángulo de lo relacional; también convergen con los estudios sobre la interacción en la comunicación.

En el enfoque psicoanalítico la persona amada es un objeto introyectado, cargado de significación afectiva y se relaciona con el

Sí mismo en una estructura diádica; de la intensidad del afecto, de la valoración que el Sí mismo le conceda y de la relación de esa nueva estructura con las demás de la mente, dependerá, según este esquema, la profundidad y la estabilidad del vínculo en la pareja.

En el análisis de los procesos de introyección de los objetos afectivamente significativos y eróticamente significativos, es central descifrar el enigma del cómo y el por qué del vínculo afectivo-cognitivo-sexual. Del cómo y por qué permanecemos unidos a otro ser, sin dejar de ser nosotros mismos.

Decíamos que la persona amada es un objeto introyectado, cargado de significación afectiva y que tal introyección ocurre en la medida que el objeto se relaciona con nuestro Sí mismo, con nuestro Self, en una estructura diádica, incorporándose a la dinámica mental.

Estos son procesos de internalización dentro de los cuales se incluyen los de identificación que llevan a la identidad yoica que a decir de Kermberg "es el más alto nivel de organización del mundo de las relaciones objetales en su sentido más amplio y también del Sí mismo".

Para H. Erikson las introyecciones son "el tipo más primitivo de la internalización de objetos, en ellas no está claramente delimitada la diferenciación entre la representación y el Sí mismo, la afectividad difusa e intensa (que la acompaña) correspondería a la primera etapa de la atracción por el otro" (H. Erikson, *Objet Relations. Theory of the Personality*).

Parece ser que cuando ocurren solamente procesos de internalización, sin cursar por las etapas necesarias para la estructuración progresiva de la relación de objeto, se provocarán masivas proyecciones de catéxias (cantidad de energía libidinal unida a una representación ideativa o a un grupo de ellas). Tal fenómeno se puede observar en personalidades inmaduras, que funcionan a niveles pre-genitales, que presentan procesos de escisión de su personalidad e identificaciones globales o primitivas como un intento de imitación, o búsqueda de fusión con el objeto; algo así es lo que ocurre, pero como fenómeno grupal, en las reacciones explosivas, estridentes, de masas de adolescentes ante sus ídolos musicales; o cuando observamos fenómenos regresivos de consciencia con síntomas histeróides, especialmente si el escenario es favorable para la dramatización.

En un proceso de internalización objetal más elaborado, se presenta el fenómeno de la identificación en varias etapas, progresivamente; estas han sido esquematizadas por O. Kernberg:

- Primero se incorpora la imagen de un objeto que ha adoptado un determinado rol en su interacción con el Sí mismo del sujeto; tal incorporación de imagen no sólo es visual sino que es total, en una dimensión gestáltica, es una figura en un fondo y el rol que desempeña está señalizado por todo un contexto y por la acción del mismo receptor.

- Luego el Sí mismo del receptor, que se confronta con el objeto, actúa como rol complementario del objeto, rol que el mismo objeto lo lleva a realizar.

- Por último todo el proceso tiene una carga o matiz afectivo (positivo) que si bien es diferenciado, no es masivo ni indiscriminado, suele ser menos intenso que lo que ocurre en la simple introyección. A lo menos así sucede en los procesos "normales" de enamoramiento.

Todo esto puede ser de una velocidad diferente en cada caso y también la intensidad del matiz afectivo muy oscilante. Hay enamoramientos que llegan a ser un verdadero shock emocional.

Es por esto que un enamoramiento "no patológico" aunque sea intenso, presenta conservada su capacidad crítica ante el objeto; los mecanismos de idealización están próximos a lo real, no son tan masivos ni cargados de simples y masivas introyecciones y por lo mismo, son más sólidos, estables y duraderos; poseen menos carga de ambivalencia afectiva, menos pulsiones pre-genitales y tienden a un curso más regular en el proceso subsiguiente de acrecentamiento de la identidad yoica, es decir en el desarrollo y madurez emocional de sus actores.

Lo que aquí hemos tratado de esquematizar, son procesos altamente complejos e impactantes del dinamismo mental, ya que, incluso en las personalidades más normales, es difícil mantener el self ajeno a mecanismos primarios disociativos. No es de extrañar por lo mismo que habitualmente, se considere al amor como un estado emocional sui-géneris, "como una enfermedad (...) que nos lleva inexorablemente a la cama", según la expresión folclórica.

En los procesos de relaciones objetales, especialmente en los estados de enamoramiento de las personalidades borderlines y en las caracteropatías (sujetos en los que el carácter está fuertemente determinado por componentes pre-genitales, orales, anales, fálicos exhibicionistas) los mecanismos disociativos primitivos se asocian a impulsos agresivos, asociados a imágenes sádicas superyoicas, internalizadas en el curso del desarrollo infantil por la acción y presencia de progenitores crueles, castigadores o rígidos; se distorsionan en tales casos los procesos de identificación de tal forma que, cuando ocurre la elección de objeto amoroso en la adolescencia y juventud, tales pacientes suelen llegar a una conducta patológica difícilmente controlable; eligen distorsionadamente según modelos aprendidos, eligen neuróticamente movidos por fijaciones anormales y por lo mismo llegan a conductas conflictivas que llevan al divorcio y a una ruptura dolorosa de lo que era un seudovínculo.

Los procesos intrapsíquicos se exteriorizan en conductas de una manera más o menos permanente, si han contribuido a mejorar o modificar la identidad yoica y la representación del sí mismo.

¿Quién no ha visto cómo un (a) enamorado (a) cambia, se transfigura, mejora su autoestima, su Yo, suaviza su trato, etc., o cómo en la otra cara de la medalla, "vuelve atrás" cuando pierde su enamoramiento?; "se saca la careta", dice la gente y muestra otras facetas de su manera de ser, tal vez las auténticas que intentó mejorar pero que el reverso tanático del amor, el odio, logró destruir.

En términos dinámicos del vínculo esto significa que reaparecen en ellos las estructuras profundas del carácter, que el proceso de identificación con el objeto no logró modificar; en tal caso estimamos que sólo fue un enganche superficial, que no hubo tiempo ni madurez para consolidarse en un vínculo, la cumbre de la pirámide de base triangular a la que ya nos hemos referido no llegó a consolidarse. Atracción-amor-vínculo, esas tres fases no se completaron.

Los mecanismos de idealización primitivos a los que recurren las personalidades cargadas de impulsos pre-genitales o, fuertemente neuróticas que aún viven en el pasado, son como intentos apresurados, mecanismos en cortocircuito, que buscan la fusión con el objeto parcial y se aferran a él sin lograr una maduración yoica, una mejor identidad yoica, un crecimiento interior. Son seudo-vínculos altamente críticos e inestables. Cuando se presenten los ineludibles conflictos y tensiones de toda convivencia se hará evidente su frágil naturaleza.

Si se considera al amor como un compromiso vital a través del otro y con el otro, los procesos de idealización y todos los de relación objetal, debieran tener relación con el ideal yoico de cada uno, y en la medida que creamos encontrarlo en el otro. Todo esto concede a los enamorados una vivencia plena de sí mismos, de continuidad del self, que facilita la integración y crecimiento de su autoimagen y del mundo en que están inmersos.

Durante todo el desarrollo psíquico, los procesos que llevan a la madurez se configuran gradualmente a través de las relaciones de objeto; el enamoramiento y la estructuración del vínculo en la pareja son dinamismos de alguna manera similares a los que nos involucran a una situación concreta de la realidad, ciertamente reforzados por procesos biológicos y sociales. Así parece sensato el decir popular: "sin amor no se vive, porque él es la vida misma", porque es la búsqueda misma de la propia identidad que técnicamente hemos llamado identidad yoica.

Es por todo esto que podemos sostener que el amor es el asunto más serio de este mundo.

La necesidad de vincularse a una figura internalizada, incorporándola a nuestro funcionamiento mental, es tan vital y profunda como la misma existencia de la vida mental.

Así, parece lícito enfatizar que la incorporación permanente y la existencia de estímulos sensoriales que permitan el desarrollo de las funciones perceptivas y cognitivas, todo en una interacción continua contribuyen a mantener los límites entre el sujeto y su mundo, a la vivencia del sí mismo y del Yo, condición y esencia del existir. Esto es salud mental.

Salud mental que no es posible si el cerebro no cumple una función como órgano social, integrado y holístico, para lo cual cuenta con centros especializados, aunque relativamente autónomos, supeditados a la influencia de las vivencias inconcientes y concientes, de la realidad externa e interna, del pasado y del presente, como un todo.

III. LOS COMPONENTES BIOLÓGICOS EN LA ESTRUCTURACIÓN DEL VÍNCULO

"Tener consciencia que existen mecanismos biológicos tras los comportamientos más sublimes, no implica una reducción simplista a los engranajes de la biología". "El Error de Descartes". Antonio R. Damasio

Tenemos Tres Cerebros en Uno

Los procesos adaptativos, en particular los neurofisiológicos que se han desarrollado en el curso evolutivo como una base para la dinámica del vínculo y la mantención de la vida, funcionan a tres niveles fundamentales:

Son evidentes estos procesos en el correlato neurofisiológico, en el crecimiento y la estructuración de los diferentes niveles de integración (telencefalización); desde el tronco cerebral hasta las cortezas pasando por el diencéfalo y el mesencéfalo; y también en la determinación genética de lo instintivo, su activación y regulación neuroendocrina, durante los diferentes estadios básicos del desarrollo libidinal.

En lo psíquico se expresan por intermedio de los procesos de internalización de los objetos afectivamente significativos y por todo el complejo fenómeno de las relaciones objetales a las que ya nos referimos.

En lo social se evidencian por la existencia de dinamismos de creación y estructura del grupo, por la aparición del lenguaje y la activación de fenómenos relacionales.

Todos ellos están ligados al notable desarrollo del S.N. lo que podría considerarse como uno, o tal vez el más concreto, de los mecanismos o instrumentos de la humanización. Si bien la dinámica profunda de todo esto nos es aún desconocida en gran parte, su expresión no será posible sin la existencia de lo relacional e interactivo entre las dos versiones de lo humano, el hombre y la mujer.

Biológicamente somos animales en evolución, todo nuestro organismo, como el universo entero cambia y evoluciona aceleradamente, ¿hacia dónde?, ¿cómo?, ¿hasta cuándo?, ¿por qué?, ¿para qué?

Aquí, ahora resaltaremos el nivel de lo biológico, sin dejar de tener presente la inmensa diversidad de los factores interactuantes con los otros niveles.

El cerebro no está exento de todos estos procesos y así, a través de los milenios, los niveles más altos de su estructura se han desarrollado hasta quedar predominantes en los niveles protoencefálicos y mesoencefálicos, propios de reptiles y mamíferos. La evolución continuó hacia la corteza cerebral, en la especie humana zona superior, coordinadora y dominante de todos ellos: esto es telencefalización.

Sin cerebro no hay consciencia, a lo menos tal como la definimos ahora, clínicamente, no hay consciencia de sí, ni del mundo, no hay memoria, no hay continuidad del Self, ni capacidad de proyectar y prever.

Tal desarrollo evolutivo nos ha llevado a un cerebro donde los mecanismos básicos de neuroplasticidad e integración de las funciones cerebrales, permiten que nuestra comunicación con el mundo tenga una consecuencia en su estructuración y funcionamiento, que se traducirá en conducta.

Entendiendo por neuroplasticidad el conjunto de procesos por los cuales el cerebro establece conexiones (neuronales) que cambian con la influencia de estímulos internos y externos, conscientes e inconscientes; y entendiendo por integración la capacidad de establecer ligazones o uniones de funciones de elementos neuronales diferentes, en un todo funcional, sin lo cual existiría el caos y la rigidez. La integración, así, es un proceso y una dimensión estructural.

Pero, todo esto funcional y dinámico, necesario para la actividad mental, no es independiente de la acción genética; los procesos epigenéticos que se gestan a través de cambios moleculares en los cromosomas son causa a su vez, a través de la expresión del gene, de cambios en la relación mente-cerebro, mente-cuerpo, y por ende en la conducta. La epigenética, versión moderna de la genética, que significa literalmente por encima de ella, contradice en cierto modo la prepotencia del ADN y su control en los procesos vitales dentro de las células. Los fenómenos epigenéticos son así un mecanismo más de la acción del medio sobre la expresión de los caracteres en la conducta, cambiando así el destino genético y creando una opción en los procesos de relación vincular.

La neuroplasticidad, la función integradora y lo epigenético son mecanismos, o procesos, sin los cuales la relación con el mundo no podría incorporarse, inscribir ni desarrollarse y, por lo mismo, en todo el proceso de formación del vínculo, desde la atracción, el misterio del amor y todo el conjunto de múltiples acciones y reacciones ante el otro, produciéndose acelerada y subliminalmente en cada instante de nuestra convivencia.

Así como no hay consciencia sin cerebro, tampoco hay cerebro sin energía; energía que se genera de los estímulos ambientales e ingresa por vía sensorial, en el funcionamiento genético del cerebro mismo desde el estado embrionario, enriquecida por los nutrientes y la energía cósmica solar, etc., etc.

Energía es también la que nos proporciona el diálogo, la convivencia positiva tanto como la alegría de vivir, pensar y amar.

Así, el cerebro (los tres cerebros, Protencéfalo, Mesencéfalo y Telencéfalo) puede ser considerado como un sistema viviente, abierto y dinámico, como un "órgano social" que permite no sólo las funciones vitales sino todo lo relacional, evolutivo y creativo que la pareja humana puede producir en su interacción.

Hagamos una referencia a la anatomía, señalando que

evolutivamente el cerebro ha llegado a estar formado por tres niveles o regiones: protencéfalo, mesencéfalo y telencéfalo; son como tres cerebros, tres maravillosas computadoras biológicas, electroquímicas, coordinadas en su funcionamiento y sujetas a los controles secuenciales y progresivos de las más altas sobre las más inferiores, conservando sin embargo cada una relativa autonomía funcional e identidad.

Nos detendremos brevemente en señalar la región mesencefálica formada por el tálamo, el hipotálamo, el hipocampus, la amígdala y los ganglios basales, que tiene importantes funciones en el proceso de la memoria, las emociones, el control de las secreciones endocrinas, las fugaces decisiones de lucha o huida, los mecanismos homeostáticos de la regulación del medio interno, la regulación del ritmo sueñovigilia por medio de la glándula pineal, el almacenamiento de la memoria emocional en la amígdala; regulaciones que están sujetas a su vez a una rica coordinación con los niveles más altos de las cortezas cerebrales, lo que vendría así a constituir como un "cerebro" encargado de la atracción y el amor en estas primeras etapas de la constitución del vínculo.

Las modernas técnicas de imaginería con rayos X e isótopos y positrones (resonancia magnética, tomografía computarizada, scanner, etc.), nos han proporcionado un conocimiento más exacto de estos procesos y su localización en los tres cerebros.

También los conocimientos de neuroendocrinología nos han demostrado cómo neurotransmisores y hormonas, así como los nutrientes básicos, oxígeno, glucosa, etc., son fundamentales para la actividad metabólica que, curiosamente es más activa durante el sueño que en la vigilia, lo que ciertamente es sorprendente.

Actualmente se sabe cómo actúan las hormonas en nuestro comportamiento sexual; señalamos la testosterona, los estrógenos, el cortisol y neuroquímicos producidos en el cerebro mismo como son la sustancia inhibidora M, la prolactina, la oxitocina, la dopamina, y otras que se están descubriendo, todas las cuales constituyen el sustrato neuroquímico de la conducta de atracción, apareamiento, crianza, cuidado del territorio, etc., procesos todos que apuntan a la estructuración vincular.

En la mujer la ciclicidad de dos hormonas (estrógeno y progesterona) y la presencia de una tercera, continua, la testosterona, aunque en dosis muchísimo menores que en el hombre, son factores biológicos, determinantes de alguna manera en la búsqueda de compañía; en el hombre la acción de la testosterona es permanente y más activa (agresiva); en la mujer presenta variaciones y está más sujeta a factores sociales.

La producción hormonal es coordinada en el hipotálamo, región mesoencefálica, estructura filogenéticamente primitiva, ubicada en la superficie profunda de la región temporal e integrada al sistema límbico, actúa en estrecha correlación con las glándulas endocrinas. A su vez esta región está sujeta al control cortical. Así, es tal la complejidad y obligada interrelación neurohormonal a diferentes niveles del sistema nervioso, que no es posible sostener el determinismo de un solo nivel o factor. No todo es sexualidad, cuestión de hormonas, estimulaciones o condicionamientos; el mundo interno vivencial profundo, lugar de encuentro entre la energía pulsional y los procesos del inconsciente son trascendentales en el actuar sexual.

El hipotálamo y el hipocampus (como un caballito de mar), ubicados en medio del cerebro es parte de la región temporal del área límbica que controla el ingreso de estímulos de las regiones corticales más altas con las más bajas provenientes del cuerpo, es así una zona de integración de un amplio rango de procesos mentales; esto le permite evaluar el significado de los estímulos o señales sociales y de las reacciones viscerales de la emoción y por todo esto es vital en los procesos de aproximación, de atracción en las situaciones relacionales, es decir constituye un fundamento neurofisiológico para entender el proceso de formación del vínculo. El circuito límbico del que estamos hablando, comprende a su vez la región córtico frontal, especialmente la derecha, formada a su vez por nueve porciones o zonas encargadas del balance emocional, la empatía, la intuición, etc.; constituye así el basamento necesario e imprescindible para la vinculación emocional en el proceso relacional de la pareja.

Desafortunadamente el circuito límbico es muy sensible a la acción de sustancias neurotóxicas que, si actúan negativamente en todo el cerebro, aquí su acción es especialmente dañina; se ha podido comprobar con imagenología, que se produce un calentamiento en el circuito cuando tal cosa ocurre provocándose una inhibición de la función coordinadora y controladora córtico frontal, con lo cual disminuye la capacidad de control emocional, generándose embotamiento y pérdida de los controles adecuados, lo que, traducido en conducta, crea un círculo vicioso incapaz de resolver el conflicto que asalte a la pareja en un momento de sus relaciones. Existe todo un misterioso campo en plena investigación que apunta a la trascendente importancia para la estructuración del vínculo.

El Orgasmo

Dentro de esta vertiente biológica, en el nivel de la sexualidad lo más resaltante es, sin duda, el orgasmo. Mucho se ha avanzado sobre este aspecto tan enigmático de la fisiología humana desde los estudios de Kinsey, pero las incógnitas persisten.

Metodológicamente, el enfoque del problema orgasmo puede hacerse desde tres ángulos diferentes no excluyentes, más bien complementarios:

Uno de ellos es el meramente anatómico y fisiológico en el que se incluyen el punto de desencadenamiento de la respuesta refleja orgásmica y el tipo de respuesta; aquí sería necesario precisar si está en el clítoris o en la vagina y su nivel de intensidad; y en el hombre en qué parte del miembro viril y centros del S.N.

Un segundo aspecto es el análisis del tipo de respuesta en relación al estímulo. En otras palabras, ¿hay un orgasmo o hay diferentes tipos de orgasmos? ¿Hasta qué niveles del S.N. u otros sistemas orgánicos compromete la respuesta?.

Un tercer enfoque es el psíquico que incluye todo el complejo de los afectos y vivencias concomitantes al placer orgásmico; todo el mundo relacional y de interacción entre el Tú y el Yo, sin dejar de tener presente todos los procesos de atracción y cortejo ni los dinamismos a distintos niveles que implican esta interacción.

Todo esto significa que en el orgasmo hay toda una gama amplia de variables o factores interactuantes a diferentes niveles en el mundo interno y en la conducta de sus participantes, que van desde una intrascendente relación sexual ocasional hasta una relación profunda de compromiso estable.

La antigua polémica acerca de si el orgasmo femenino es inicial y fundamentalmente clitorídeo o vaginal, o si uno es más "normal" que el otro está solucionado con el descubrimiento del punto de Grafenberg (punto G) en 1950, este descubrimiento permaneció ignorado por años, tal vez eclipsado por los estudios de Kinsey que destacaban la importancia del clítoris.

Señalamos que el punto G corresponde a una zona histológicamente diferente por la mayor concentración de corpúsculos sensoriales específicos, similares a los clitorídeos, que se ubica en la pared vaginal en su cara anterior; su ubicación anatómica lo hace más fácilmente estimulable en la posición vis-a-tergo durante el coito.

La extensión de esta zona y su umbral a la estimulación no son las mismas en todas las mujeres ni en las diferentes etapas del ciclo hormonal.

Esto hace que el punto G cobre una inmensa importancia o valor, en el tema del orgasmo femenino.

Si bien, el tema del orgasmo podría centrarse en la dinámica neurofisiológica del mismo, es imposible sustraerlo de la poderosa influencia de los factores socio-culturales.

Tal cosa le ocurrió a Freud cuando llegó a sostener en su obra *"Tres Ensayos Sobre la Teoría de la Sexualidad"*, publicada definitivamente en 1915, la famosa teoría de la madurez sexual femenina como consecuencia de una transferencia del orgasmo clitorídeo al vaginal, condición necesaria, según él, para superar la frigidez.

Los estudios sobre el punto G han venido a reubicar la polémica en su verdadera dimensión, esto es tanto en la zona anatómica clitorídea como en la vaginal existiendo en ambas las condiciones para alcanzar el orgasmo femenino. Así el problema de su predominancia no está relacionado ni es indicador excluyente de otras variables referentes a la madurez de la personalidad, como lo sostuvo inicialmente el psicoanálisis.

Estimamos que por ahora, no tiene tanta importancia el por qué tal cosa puede ocurrir, como la significación que adquiera para cada pareja la plena aceptación del goce y su rol específico.

Todos los orgasmos no son iguales, ni en lo sensorial ni en lo psíquicamente vivenciado, independientemente de cual sea su origen.

En fin, si concibiéramos equivocadamente al orgasmo nada más que como un fenómeno E.R. y bastara su presencia como tal en la relación física hombre-mujer, sin la participación de otros aspectos de lo humano, a menos que sólo persiguiéramos propósitos reproductivos, tal cosa equivaldría a una visión mecanicista, simplista, "químicamente pura", del placer producido por ese mecanismo neurofisiológico, estaríamos olvidando su contexto bio-psico-social.

Por esto es importante tener en cuenta otros aspectos del tema que nos ocupa.

El orgasmo es un fenómeno relativamente reciente en el curso de la evolución y aparentemente, sólo los machos de algunos mamíferos parecen gozar de él en condiciones naturales.

La eyaculación que se produce en la cumbre excitatoria del orgasmo masculino ha hecho que éste sea un fenómeno adaptativo, pues facilita la reproducción, no así en la hembra en la que sus características no permiten calificarlo con igual valor biológico.

Estos dos hechos unidos al ya mencionado paralelismo embrionario que existe entre el desarrollo del pene y del clítoris nos hacen pensar que el orgasmo tiene en su localización y en su valor adaptativo un significado diferente para la hembra y el macho humano, sobretodo si se analiza su secuencia funcional, que acompaña a cada uno de los dos géneros de una manera diferente.

El que la mujer pueda mantener un nivel excitativo alto y progresivo durante el coito más fácilmente que el hombre, puede entenderse como un mecanismo para estimular nuevas eyaculaciones masculinas a través de un proceso de repetición de sensaciones placenteras y aumentar así la posibilidad de fecundación. Este hecho, fuera del coito mismo, tiene una resonancia en los dinamismos de unión de la pareja, como luego lo veremos.

El significado biológico del orgasmo es en sí mismo complejo e inseparable de lo vivencial o psíquico. Por eso su mayor integración a estos niveles hace más completa la función del mismo. Esto le confiere al orgasmo en la especie humana un significado evolutivo más completo que el que tiene en las especies animales de mamíferos superiores. El coito cara a cara, el orgasmo y el afecto compartido parecen confirmar esta afirmación ya que, se ha observado hasta ahora que sólo se presenta ocasionalmente en algunos primates superiores y en nuestra especie; si entendemos por orgasmo compartido no sólo aquel que se disfruta al unísono, sino aquel que es adecuadamente valorado por el partenecer, incorporado a su propio mundo vivencial, a su Self.

El orgasmo y todo el contexto de la relación sexual hombre-mujer ha sido un terreno apto o adecuado para ventilar los procesos de competencia y posesividad en la pareja, facilitando una síntesis bio-psico-social, como lo analizaremos.

Es sabido que las presiones socioculturales no son ajenas a todo este intrincado proceso. Para el sexo masculino el tener varias mujeres, en muchas culturas y desde tiempos inmemoriales, ha significado poder y autoridad, es decir una seguridad ante el grupo. Por lo mismo, la exigencia de la virginidad femenina era una condición de esa posesividad, de la paternidad de la prole y de su herencia. La mujer, habitualmente, aceptó ser un bien más del patrimonio, en un trueque de conveniencias. El orgasmo fue un elemento más de ese trueque.

En la sociedad patriarcal tradicional el dominio del hombre ha sido absoluto y las restricciones a la sexualidad permitían la cópula a la mujer sólo dentro de la ley (que los hombres dictaban); así la sexualidad se institucionalizó y las transgresiones a ella eran castigadas con la muerte de la mujer, naturalmente.

El control que el hombre ha impuesto, o intentado imponer sobre el orgasmo de la mujer, sobretodo el que ella libremente pueda darse fuera de la relación conyugal, está en abierta discrepancia con la ilimitada libertad que él se concede a sí mismo; esto se refuerza con profundas racionalizaciones idealizando a la mujer como ser puro, sexualmente inferior y adornada de toda clase de atributos no sexuales. Tal imagen que tiene resabios de infantiles mecanismos de idealización de la madre, obedece a necesidades de control de su libertad sexual, que es temida, porque se la siente incontrolable.

Shere Hite en su *Informe sobre la Sexualidad Femenina* dice: "En suma, como la cópula ha sido definida como la forma básica de la sexualidad y la única modalidad natural, saludable y moral del contacto físico, se ha impuesto automáticamente que sólo dentro de aquella deben sentir las mujeres el orgasmo. La cópula heterosexual ha sido la definición de la expresión sexual desde el comienzo del patriarcado; es la única forma de placer sexual realmente aceptada en nuestra sociedad. El corolario de esta institucionalización de la cópula heterosexual es la condena y supresión de todas las otras formas de sexualidad y el agradable contacto íntimo, cosa que explica el histórico horror de nuestra cultura ante la masturbación, la homosexualidad e incluso los besos y contactos íntimos o caricias entre personas amigas".

La competencia y la posesividad a través del orgasmo, secular enfrentamiento de los sexos, se hace patética en los casos de disfunciones sexuales en la pareja. Tema que será tratado más detalladamente luego.

El que la mujer, a diferencia del hombre, sea capaz de múltiples orgasmos hasta secuenciales, puede tener trascendencia en la estructuración de la relación, no sólo sexual, sino también en lo interpersonal y por lo mismo en lo vincular. Cuando son notorias las diferencias en la intensidad o rendimiento de la actividad sexual entre los sexos, se suscita frecuentemente una sorda sensación de limitación o de insatisfacción en ese plano que, si no se le busca compensación en niveles de interrelación personal más viables, será motivo de conflicto.

En otras palabras, lo fundamental en la pareja humana normal, es decir sin disfunciones notorias o sintomáticas, no es la ausencia de conflictos sexuales, sino el plano de la interacción, al cual el orgasmo puede aportar elementos valiosos de fusión e integración.

El dicho popular: "las parejas fracasan en la cama", no suele ser sino la expresión pesimista de una posición meramente hedonista de la sexualidad, frecuentes en niveles precarios de estructuración vincular.

Es por esto que nos parece importante señalar que una simple fornicación o encuentro ocasional, efímero e intrascendente emocionalmente (el orgasmo "per se") no logra establecer vínculo. Algo similar ocurre con el autoerotismo; parejas en las que el hábito masturbatorio predomina sobre el coito están más distantes de la creación de un vínculo, pues sólo buscan la simple descarga pulsional, intrascendente.

La experiencia clínica cotidiana nos deja la impresión que son muchos los seres humanos que, casi a diario, tienen fracasos soportables en su satisfacción orgásmica, sin que ello signifique trascendencia o patología en su relación vincular, pues viven sus vidas satisfactoriamente en otros aspectos de la misma.

Pareciera que la competencia y posesividad a través del orgasmo es más intensa, como son de severas las disfunciones, en quienes han magnificado neuróticamente, conflictivamente, desde el inconsciente su significación. Por eso mismo es más notoria su presentación en culturas más primarias, donde el dominio de un sexo sobre el otro no tienen contrapeso ni equilibrio, o donde los conflictos son del todo ignorados o severamente castigados cuando transgreden la norma social.

Para ampliar la comprensión de los factores biológicos en la formación del vínculo haremos mención de los centros neurológicos en el cerebro de hombre y mujer que se relacionan directa o indirectamente con la sexualidad y que progresivamente van madurando al compás de la estimulación hormonal, la que a su vez está genéticamente programada.

67

Áreas Cerebrales Relacionadas con la Sexualidad

En el mesencéfalo humano existen a lo menos diez centros neuronales que han sido investigados por imagenología capaces de activar la conducta sexual bajo la acción hormonal y de neurotransmisores:

1. Área preóptica medial, localizada en el hipotálamo, es más de dos veces más voluminosa en el varón, es el punto de partida de los impulsos que producen la erección.

2. Región témporo-parietal buscador de soluciones en la actividad sexual durante la interacción emocional, más activa en el varón que en la hembra.

3. La amígdala dirige los impulsos emocionales; la testosterona, la vasopresina y el cortisol la estimulan, la oxitocina la calma. La corteza frontal la frena. Es de mayor tamaño en hombres que en mujeres.

4. El núcleo premamilar dorsal, en el hipotálamo es el centro de la agresividad, de la competitividad y por lo mismo de la disputa por la pareja; es mayor en el macho que en la hembra. Actúa en la defensa de su territorio.

5. La zona cingulada rostral también hipotalámica coordina los sentimientos de aprobación o desaprobación en la relación de pareja, y también en lo laboral, mayor en el varón.

6. Área tecmental ventral donde la dopamina, neurotransmisor de la motivación es más activa en el varón.

7. El área gris periacuductal es el área del grito o gemido sexual, del placer intenso del orgasmo y la inhibición del dolor.

8. El sistema neuronal especular que nos permite empatía, sincronizar con las emociones de la pareja incluso en expresiones no verbales. Más activo y mayor en el cerebro femenino.

9. El córtex cingulado anterior que alerta sobre los riesgos y el rendimiento sexual. Mayor en las mujeres. La testosterona lo atenúa.

10. La corteza prefrontal en la zona de alerta y control de los impulsos. Es mayor en las mujeres y madura más pronto en las niñas.

11. El núcleo Accumbens es el núcleo anticipatorio del placer sexual, se activa cuando las cosas van bien encaminadas al encuentro sexual.

12. El núcleo supraquiasmático de mayor desarrollo en los varones homosexuales, situado en el hipotálamo determina una mayor conducta sexual femenina que masculina.

Además de estos centros y otros que se están investigando, debemos señalar que la conexión entre los hemisferios izquierdo y derecho es mayor en cantidad de fibras en las mujeres que en los hombres, y mayor en los varones homosexuales que en los varones heterosexuales. Su función se relaciona con las capacidades cognitivas (memoria y lenguaje) y ciertamente con la conexión funcional interhemisférica, fundamental en la integración mente-cerebro.

Es necesario recalcar que la influencia hormonal y el funcionamiento neurofisiológico no lo explican todo, ni aún desde el punto de vista biológico en los fenómenos de atracción, apareamiento y posiblemente vínculo. Observaciones recientes señalan el factor genético con una influencia decisiva superior al tercio del funcionamiento total. Fenómenos todos altamente complejos y en pleno desarrollo investigativo.

La experiencia clínica indica que, habitualmente, la hembra humana sabe de la posibilidad de un embarazo en cada cópula y desea retener el pene y el semen prolongando el placer más allá del clímax, como una forma creciente de excitación sexual; el macho, por el contrario, habitualmente siente la relación como una acometida funcional erótica, con un cierto componente agresivo, buscando la satisfacción pero luego, la distancia, aunque ame a su pareja. Hecho que parece paradójico. La vivencia de la entrega mutua hace del orgasmo, evidentemente, un refuerzo vincular, y debiera ser investigada prudentemente en toda terapia de pareja, pues nos da de alguna manera una visión de la autenticidad y profundidad de la relación vincular.

Si el cerebro es un sistema holográfico que funciona como un todo, a niveles inconcientes, preconcientes y concientes, lo es más en el acto sexual y en la descarga orgásmica, donde la entrega es total, aunque efímera; el remezón energético que esto significa en el sistema nervioso, puede llegar a ser un arma de doble filo, hasta adictiva en algunos, con evidente daño a lo evolutivo del vínculo.

El correlato neurofisiológico, necesario para la expresión vivencial y la conducta, se hace presente desde el comienzo del "attachment" en la relación madre-hijo, cuando el niño percibe en la mirada de la madre su estado emocional, tal fenómeno se reproduce en el orgasmo, si bien el cerebro actua holográficamente como un todo, esta dinámica es más evidente bajo el control del lóbulo frontal derecho y sus relaciones con todo el circuito límbico. Este intenso potencial energético que se reactiva en la pubertad y continua hasta su decadencia en la senectud, es lo que permite la transformación del amor pasión al amor compañía, progresivamente a través del tiempo, siguiente el curso del ciclo vital.

IV. LOS FACTORES SOCIALES EN LA ESTRUCTRURACIÓN DEL VÍNCULO

A Modo de Introducción

En las páginas anteriores hemos presentado una visión muy escueta de lo que consideramos factores biológicos, e intrapsíquicos en la formación de los complejos mecanismos de unión de la pareja humana. Seguidamente, nos adentraremos en el aún más complicado campo de la Sociología, para ello buscaremos apoyo en las informaciones que nos proporcionan G. Simmel, R. Nisbet, Paul F. Secord, Carl W. Backman y Joseph Nuttin.

Para Nisbet: "El hombre es resultado del proceso evolutivo; existen toda una serie de facultades que el hombre no comparte con los otros animales, facultades que desempeñan un papel importantísimo en la modificación de los instintos y tendencias. Me refiero a las facultades del hombre de hablar, de pensamiento abstracto, de comunicación simbólica y de interacción alrededor de valores que se van transmitiendo en el tiempo social y no biológicamente. No valorar esta esfera tan importante de la personalidad y de la asociación humana, supone desestimar no sólo algo que es muy característico del hombre, sino que generalmente decisivo en su comportamiento".

"Pero el hombre es también social y una de las características principales es sus modos de comportamiento, inseparables de las fuerzas causales que no pueden reducirse a lo meramente biológico o químico. Me refiero a fuerzas tales como la comunicación simbólica, la acción normativa y a toda serie de códigos, tradiciones, roles y status que se heredan socialmente, no biológicamente" (Mahoney, M. *Cognición y Modificación de Conducta*).

Estimamos que la experiencia clínica psicológica puede ser aplicada al terreno de la investigación social, y en este sentido la capacidad analítica y predictiva del conocimiento científico debe ser usada para la investigación de las relaciones causales o funcionales del existir del hombre como ser social, como ser-en-el-mundo.

En esta búsqueda evitaremos extrapolar a nuestro medio experiencias y conocimientos de otras culturas, sino, hacer una observación, una "investigación social" de lo nuestro.

Nadie defiende ahora la existencia de fronteras inamovibles entre las diferentes ciencias. Por el contrario, deseamos precisar, tomando la experiencia de otros territorios, el cómo y el por qué la vida social humana existe en la medida en que el vínculo entre el hombre y la mujer se mantiene en una determinada cultura y cuáles son los dinamismos derivados de esa convivencia.

Dicho en otras palabras, intentamos definir cuáles son los dinamismos que mantienen la supervivencia de la pareja en los grupos sociales.

No pretendemos precisar especialmente la influencia desestructurante de los problemas sociales en el vínculo, ello correspondería a los factores disfuncionales de la pareja y el divorcio; aquí nos interesará averiguar cómo actúa el comportamiento social frente al vínculo.

Por ejemplo es importante preguntarse: ¿Cómo la conformación social hace que los seres humanos permanezcan unidos? ¿Cuáles son los factores determinantes de los pro-cesos de interacción? ¿Son los procesos "microcósmicos", íntimos, de la pareja una consecuencia de los complejos dinamismos sociales? ¿Cuán sutil y continua es esta relación?

La sociedad o los distintos grupos sociales, por pequeños que sean, no son entidades autónomas "per se", con individualidad propia, sino son inevitablemente el resultado de la interacción de los seres que los forman; los dinamismos de esos grupos si bien son sociales, porque adquieren cierta especificidad que los caracteriza, se dan en seres humanos. En la frase de E. Durkheim: "La sociedad no puede existir sin los individuos, tampoco estos pueden vivir sin la sociedad". En síntesis, cuando interactuamos en los grupos sociales, las relaciones que se establecen no pueden reducirse a lo biológico o sólo psíquico; así tampoco podríamos reducir lo psíquico del hombre a la química y la física de su materia orgánica; tal reduccionismo, se soluciona, como ya se ha planteado, aceptando una integración; quedamos así en libertad para conceptualizar las realidades independientes en cada nivel sin perder la visión de totalidad.

El primero y más destacado elemento del vínculo humano a nivel de lo social es, sin duda, todo el complejo fenómeno de la interacción; especialmente importante en la pareja por la inevitable confrontación existencial en su obligada convivencia.

La Pareja Humana Como Agregado Social Primario

Sociológicamente este agregado social primario es una díada con características particulares para cada situación y cultura. La díada hombre-mujer, como pareja, es en sociología una unidad estructural y funcional, un agregado social; su intimidad y solidez se mantienen por la naturaleza misma de su configuración y por sus dinamismos basados en todos los mecanismos bio-psico-sociales que lo anteceden y lo configuran; es decir, la atracción, la relación objetal, la satisfacción sexual, las congruencias y también las diferencias en lo biológico, las pertenencias materiales e inmateriales que los unen y toda la dinámica sociológica propia, altamente plástica y sujeta al cambio.

Mirada de esta manera, la díada resulta anterior a los mecanismos jurídicos o a las normas con que la sociedad trata de institucionalizarla y, por lo mismo, es un hecho básicamente psico-social. Su evolutividad ocurre por el juego interactivo de todos estos factores señalados. Pretender que es estática y debe permanecer siempre sujeta a normas y valores invariables, es negar el hecho mismo del cambio social del cual es causa y consecuencia.

Ciertamente, la pareja es diferente de otros agregados sociales transitorios, vinculados sólo por intereses comerciales, deportivos, sociales, profesionales, de coincidencia momentánea, que si bien pueden llegar a tener características de díada, carecen de la unidad afectivo-cognitivo-sexual que caracteriza a la unión vincular que llamamos pareja.

No por ser ésta el grupo social más pequeño o primario será el más insignificante; paradójicamente a su tamaño es el más grande en su inmenso significado y trascendencia. Aún en aquellos casos cuestionados por contravenir normas, o valores jurídicos o religiosos destinados a institucionalizarla, esta pequeña unión de dos seres es capaz de enfrentarse con una increíble coherencia y unidad interna a la presión del grupo social; el secreto de su fortaleza reside en su estructura y su dinámica.

Para Simmel existe en la díada una relación directa entre la exigencia de una estrecha unidad y especialización de sus integrantes, por una parte, y por otra la incondicionalidad de interdependencia.

Si aplicamos estas primeras exigencias definitorias de lo que es una díada, a la pareja, necesitamos reconocer que la especialización de sus integrantes es máxima, ya que, en ella se unen dos versiones humanas claramente distintas y definidas; en cuanto a la interdependencia, en un sentido sociológico, ésta es evidente.

Podemos sostener que el mecanismo sociológico íntimo de este pequeño grupo se rompe cuando no se cumplen estos elementos; ya no hay pareja, no hay díada, a lo menos en la acepción que aquí le damos. Tal vez podría seguir existiendo a otros niveles, o tal vez reestructurada en base a otros parámetros. Tal parece ser uno de los aspectos críticos de algunas parejas, pues suelen no cumplirse estos elementos definitorios.

Desde este mismo ángulo estaría excluida del concepto básico de pareja, en el sentido operativo que aquí le concedemos, a la unión homosexual, en la que la nota esencial de la especialización hombre-mujer, las dos versiones de lo humano no está presente, o está claramente distorsionada funcionalmente en el plano de lo biológico, lo intrapsíquico y lo social.

G. Simmel señala como otra característica de la díada su unidad, es decir su actitud más decidida frente a las personas, frente a otros grupos, frente a los problemas y su enfrentamiento como un todo. Cuando el grupo social, mayor que la díada, no respeta esto, quiebra su equilibrio interno, la díada pierde su integridad unitaria y corre el riesgo de disolverse. Un ejemplo sería la intervención de la familia de él o ella, especialmente la de alguna figura poderosa y autoritaria en la vida de la pareja que logre romper su unidad, interfiriendo en su dinámica social.

Aquí aparece otra paradoja, pues si bien la díada puede resultar frágil y fácilmente desequilibrable, la intimidad de su pequeñez le confiere fuerza de cohesión si sus componentes tienen ideales compartidos y mutuamente reforzados, especialmente por lazos como la prole o los intereses del status conseguido.

Si bien es verdad que la llegada del primer hijo determina un cambio estructural en lo sociológico y psíquico, pues ya deja de ser díada y el hijo es, o debiera ser, un poderoso refuerzo de lo que hasta ahora hemos definido como especialización, interdependencia mutua y compartida. En lo tocante a la unidad en este momento no ocurre lo mismo, pues las cosas se complican por los elementos subjetivos, como son las vivencias ante el nuevo integrante del grupo, enfocado por cada cual según sus propios mundos internos.

Es de observación clínica frecuente, cómo mujeres que hasta antes del primer hijo habían sido frígidas, dejan de serlo; tal vez por la imperativa necesidad de integrar y reforzar el vínculo con la aceptación del orgasmo; tal vez ante la sensación de mayor seguridad de la estabilidad de la unión que el hijo produce, logrando quebrar la incertidumbre y el temor a la entrega definitiva. El psicoanálisis lo expresa como una superación de profundos conflictos del Edipo y el incesto. Esto no significa un desconocimiento del necesario correlato neuroendrocrino, aún no precisado.

También observamos en la práctica clínica cómo mujeres que se deciden a adoptar un niño dejan de ser estériles. Es decir, algo ocurre en la intimidad, en lo sociológico, en lo psíquico, y en lo biológico, trascendental y profundamente modificatorio del mundo interno de la díada, cuando su relación es interferida por el primer hijo, eslabón poderoso del vínculo (más adelante insistiremos a propósito del problema "interacción familia y pareja en el conflicto").

En la díada cada uno es frente al otro y es responsable de ser sí mismo frente al otro. La pérdida de este sentido de interdependencia sociológica implica el riesgo de ruptura; si tal cosa está frecuentemente ocurriendo en nuestro medio ahora más que antes, por la interferencia poderosa en la unidad diádica de otros aspectos también sociológicos, como son el rol y el status, poderosos factores en el cambio social y por ende en el vínculo, no debe sorprendernos la alta incidencia de disfunciones vinculares graves y profundas modificaciones en la dinámica de parejas, especialmente jóvenes, que están produciéndose en nuestra cultura. Cuando analicemos la influencia de normas, roles y status en el vínculo de la pareja, nos quedará más claro la naturaleza evolutiva del mismo y su profunda interacción con la estructura social.

Volvamos a Simmel, quien resalta la intimidad como el elemento sociológico central de la relación de pareja; ya que su base sociológica radica en el hecho de lo compartido entre dos como propio y específico de ellos. "El carácter íntimo de una relación me parece fundado en la inclinación individual a considerar cada cual qué es lo que lo distingue de otros, la cualidad individual, es el núcleo, el valor y fundamento principal de su existencia".

Así pues la intimidad no descansa sólo en los contenidos de lo compartido; "Dos relaciones pueden ser idénticas, por ser igual la proporción en que se mezclan los contenidos individuales exclusivos con los comunes; pero íntimo será tan sólo aquella en que los primeros aparezcan como la base o el eje de la relación".

La Estructuración Del Vínculo En La Pareja Humana

Existirán en la pareja dos órdenes de intimidad, la rutinaria de las cosas triviales de la vida cotidiana y la profunda del espíritu, del compartir lo íntimo de las cosas del mundo interior. Cuando ambas se separan y una, la íntima, se coloca fuera de la relación, compartiéndola repetidamente a un tercero, se arriesga la unidad de la díada, que está en la intimidad de los contenidos individuales exclusivos, a lo que se refiere Simmel como eje de la relación.

El necesario crecimiento de la intimidad, sociológicamente definida en las asociaciones diádicas, la pareja, se relaciona con el hecho también sociológico de la ausencia de otra entidad supraindividual. En otras palabras, en la intimidad está uno frente al otro sin autoridad supraindividual que la rompería. Su base es la existencia de lo masculino y lo femenino claramente definida y que estimulan a la búsqueda y la unión pero, paradójicamente sin nunca conseguirlo del todo. Esta búsqueda es un acicate que mantiene la unión y la refuerza, es el amor.

También importa aquí la presencia del hijo, éste irrumpe en la intimidad diádica, frecuentemente fortaleciéndola por medio de un esfuerzo de adaptación por la puesta en marcha de nuevos mecanismos de ajuste, especialmente en parejas que ambivalentemente han temido la aproximación y por lo mismo, pueden haber sentido el hijo como un compromiso. "Otras veces matrimonios muy apasionados y unidos no desean tener hijos porque (creen que) los hijos separan. La fusión metafísica que ambos cónyuges apetecían se les va, por así decirlo, de entre las manos y se transforma en un tercero, un ser físico que interviene entre ambos; intervención que ha de parecer una separación a aquellos que buscan la unidad inmediata; del mismo modo que un puente, aunque une las dos orillas, hace perceptible la distancia que existe entre ellas" (Rof Carballo, J. *Biología y Psicoanálisis*).

La institución del matrimonio existe en el mundo social como una norma, un rol y un status, aún antes que lleguemos a ella. El matrimonio no lo inventó la pareja, lo creó la sociedad, con características peculiares y específicas en cada cultura, pero también con algunos elementos comunes a todas. Los individuos estamos tradicionalmente sometidos a él pero tendemos gradualmente al cambio dentro de él; es lo que parece observarse en el total de los grupos humanos, especialmente acelerado en estas épocas críticas, desde hace cien años o menos, más a aún desde comienzos de los sesenta por la revolución feminista, el incremento de la velocidad del cambio social a causa de múltiples factores.

La presión del cambio social, nos guste o no, tiende a sobrepasar los moldes tradicionales establecidos por la norma y por los valores que se expresan en institucionalizados y necesarios instrumentos de presión y control social (la ley y la religión), buscando nuevos cauces de estructuración; es un juego de interacción continua entre la dinámica de la libertad de la díada y la norma social establecida. Es altamente probable que éste sea uno de los factores sociales decisivos del movimiento evolutivo del vínculo, al cual asistimos tomando partido, según nuestras propias vivencias y valores, según nuestra ideología.

Dicho en otras palabras y en este enfoque sociológico, queda la impresión que las formas matrimoniales o de uniones legalizadas, trascienden la naturaleza y voluntad de sus integrantes, es decir son transindividuales e inevitablemente, por la censura social, debe ser así; pero, por otra parte, la dinámica profunda en la intimidad de la pareja exige una libertad de movimiento y decisiones que presiona el sentido diferente a lo estático, buscando nuevas formas de relación hombre-mujer, idealmente un desplazarse continuo hacia mejores expresiones de madurez y unión, en permanente evolución.

La presión social es menor en estructuras más amplias, menos controladoras o cerradas, que por lo mismo, dejan un mayor margen para la libertad de desplazamiento en la dinámica compleja de la intimidad. Así gradualmente se va generando un cambio en la estructura social que a su vez se revierte en la relación vincular y en el S.N. por la neuroplasticidad que permite al cerebro crear nuevos mapas o engramas de conexiones capaces de establecer las bases para el funcionamiento de nuevos comportamientos adaptativos.

Cuando los cambios sociales se aceleran, por causa de los muchos factores, todo entra en crisis. El cuestionamiento de los valores y normas tradicionales amenaza la configuración de roles y status, a través de los cuales se ejerce la acción de aquellos sobre la relación de pareja.

Haciendo una extrapolación tomada de los procesos biológicos, que también se observa en los fenómenos psíquicos, podríamos sospechar la puesta en marcha de mecanismos defensivos y regresivos en tales situaciones críticas de cambio. Se podría pensar que estas alteraciones de la dinámica social son una defensa estabilizadora (generalmente de mala calidad como casi todo fenómeno regresivo), frente a los convulsionados procesos de cambio que sobrepasan la capacidad de adaptación creativa de la sociedad. En un proceso continuo de acción y reacción con alto consumo energético en lo social y personal.

Fenómenos sociales tan problemáticos y frecuentes en nuestras culturas críticas de estos últimos años como el divorcio, la homosexualidad, el suicidio, el homicidio, etc., no serían sino mecanismos mal adaptativos, resultados del fracaso o críticos, en el sentido de situaciones extremas de adaptación al stress del cambio, que aún no logramos absorber y resolver.

El fracaso de la intimidad en la pareja, sea por la incomunicación, sea por la distorsión producida por poderosos factores causantes de anormalidad en el mundo de las relaciones objetales primarias, sea por la presión o interferencia del gran grupo social, sea por una vida sexual mal llevada o por cualesquiera de los muchos factores distorsionantes de este básico elemento de la díada, motiva a uno o ambos de sus integrantes a buscar la intromisión de un tercero que ya no es el hijo si no el (la) amante, generándose el fenómeno psicosocial de la infidelidad; éste también lo podemos considerar, desde el ángulo objetivo del análisis de los dinamismos psicosociales como una búsqueda adaptativa, o regresiva, de solución de una situación que no ha sido superada por la vía del crecimiento de la pareja misma. Tema que analizaremos en el conflicto y la infidelidad.

La intimidad, como elemento sociológico básico en la estructura del agregado social primario, la pareja, presenta toda una gama de expresiones que van desde lo físico a lo altamente elaborado en el plano espiritual; lo físico es el común denominador a todas las uniones de macho y hembra, su expresión en la unión conyugal trasciende los límites de lo meramente biológico y, sólo en la medida que esto ocurre y se vuelve interpersonal, psíquico, constituye la base del vínculo. Tal trascendencia sólo es posible en la libertad de sus integrantes. Sin libertad, en el más amplio y verdadero sentido de la expresión no hay intimidad posible, no hay crecimiento individual ni madurez de la relación; la libertad es la atmósfera respirable e ideal que la intimidad exige. Ambas son antitéticos sólo para aquellos que las temen y no pueden manejarlas sin sentirse perdidos o amenazados.

Parece necesaria una distinción entre intimidad y privacidad. El compartir la intimidad no significa el irrespeto de la privacidad. Cuando la libertad de cada uno es invadida por el otro, la intimidad es manipulada como una forma de sometimiento a través de la anulación de la privacidad.

Podemos abrir nuestra intimidad y compartirla sin que nuestra libertad esté comprometida si sabemos conservar la sagrada privacidad, el rincón más íntimo e inviolables de nuestra identidad. Si la privacidad se ha perdido, la intimidad no tiene razón de ser. Esto suele ser la trágica paradoja en muchas parejas que temen perder su identidad en la intimidad, por eso la rehuyen y terminan por perderla, pues sólo somos nosotros mismos en la medida que podemos ser frente al otro. Esto es un desafío permanente en la vida misma.

Vínculo y Rol Social

Los roles están profundamente enraizados en la norma social, no hay rol sin norma ni ésta existe sin su referencia a un valor ideal. Ellos son la ejecución de la norma en la conducta y los puntos de referencia con los que nos juzgamos. Las normas están siendo interiorizadas en todos nosotros gradualmente, desafiarlas acarrea culpa y la sanción de la sociedad.

Los roles son papeles a representar, formas de comportarse que encontramos al nacer en la sociedad, como algo establecido y transmitido en la cultura. Los aceptamos y nos adherimos a ellos por la socialización desde niños. En la pareja, el rol existe en un sistema interactivo permanente, es un elemento decisivo pero no único ni invariable. Es decir, en la pareja se juegan diversos roles cambiantes e intercambiables. Esto es un concepto central. Por ejemplo: ¿Cómo podría existir el rol de esposo si no se da simultáneamente el de esposa? ¿Cómo podría existir el rol femenino si no está presente el rol masculino? Cada rol forma parte de un conjunto en los que se interactúa. En palabras de Nisbet: "Para que el rol social pueda existir debe haber otros roles complementarios o recíprocos que son los únicos que pueden conferir al rol social concreto todo su significado y función".

En la pareja humana el sistema interactivo de roles funciona básicamente entre dos polos: el rol masculino y femenino, que además de interactuantes son o deberían ser complementarios. Se ha señalado a la aceptación de la legitimidad del rol como una característica fundamental en lo social y en la pareja. La legitimación también dependerá de la norma o valor dentro de la cual funcione, si es aceptada por el otro; las exigencias de un (a) esposo (a) serán aceptados si es considerado legítimo su rol de tal. Por ejemplo, en bajos niveles culturales una esposa podrá dejar que su marido la golpee, "porque es mi marido"; pero no que la golpee otro, esa esposa acepta el mal trato, porque, dicho sociológicamente, en su rol de esposa ella acepta la norma que "el esposo es dueño y señor de su integridad física". Es decir, si esa paliza es sentida como legítima no constituirá una amenaza al vínculo y tal vez pasado el efecto doloroso y desagradable de los golpes, sea un factor que los una, (¿o los amarre?).

El ejemplo señalado, como psiquiatra lo llamaríamos relación sado-masoquista, inmadurez, neurosis, etc.; sociológicamente lo llamamos aceptación de la legitimidad del rol de esposo según la norma social que rige la conducta de esa pareja.

El rol de esposo castigador supone el de esposa que acepta el castigo; su interacción no producirá conflicto entre tanto sea aceptada por ambos. Por ejemplo, la violencia intrafamiliar ha existido siempre, pero hoy está siendo cuestionada, porque el cambio social ha producido un cambio del rol que ésta tiene.

El rol tiene valor como motivo de conflicto cuando implica un desequilibrio en la relación diádica, o una ruptura con las normas sociales que rigen esa relación.

Dentro de la aceptación del rol, de su legitimidad se puede incluir todo el complejo problema de lo femenino confrontado a lo masculino; señalamos que si cada uno no lo cumple a cabalidad brota el conflicto, porque traspone los límites de esa legitimidad y es rechazado en el desempeño de un rol que no le corresponde. Es tan claro esto que, aún en uniones de homosexuales, cada uno desempeña un rol definido, incluso en la conducta social tradicional.

Pareciera que la pareja sólo puede funcionar en la interacción de roles tácitamente aceptados y plenamente realizados en la medida que sean legítimos, en el sentido sociológico.

La aceptación del rol como un deber es un elemento más que lo define, como una necesidad inherente de la que no podemos ni deseamos escapar.

Una esposa(o) puede desempeñar un rol, por penoso que sea, si es capaz de reconocerlo como un deber y no tiene inconvenientes en aceptarlo con todo el cortejo de obligaciones y renunciamientos inevitables.

Su no aceptación le traerá conflictos hasta hacerse crítico; así se crearán muchos círculos viciosos: el conflicto del rol agudizará el desequilibrio emocional de la pareja y viceversa.

El desempeño de los roles está estrechamente vinculado a dos problemas psicológicos: la identidad y el aprendizaje.

Si la identidad, como autoconciencia y aceptación de sí mismo está perturbada, el desempeño de su correspondiente rol será deficiente, o entrará en conflicto interactivo con el de su pareja. Tal perturbación suele ocurrir a niveles diferentes de conciencia.

Las fallas en la autoconciencia y en la valoración de sí mismo impiden una respuesta adecuada a los estímulos, solicitudes o comunicaciones personales e íntimas; sus peticiones caen en el vacío o reciben respuestas que son sentidas como insuficientes o frustrantes, se debilita la intensidad de interacción, se deteriora el vínculo progresivamente. A veces es el lenguaje insuficiente el que traiciona las intenciones más sinceras, otras veces es la falta de asertividad en la respuesta, pues la baja valoración de sí mismo no permite defender oportuna y adecuadamente su propio territorio; el rol pierde así vigencia, no es complementario con el del otro, la respuesta adecuada no llega, el feed-back indispensable para que el diálogo continúe se agota y ocurre el distanciamiento inevitable.

Todo este proceso, sucintamente planteado aquí, es fácil de entender en un contexto biográfico, en términos de un aprendizaje, distorsionado a veces desde niño, o tal vez desde generaciones, es ciertamente un fenómeno cultural y psíquico.

Cada ser humano trae a la relación de pareja, al matrimonio específicamente, no sólo un aporte material, o de afectos, sino muy fundamentalmente un acervo de experiencias vividas, un aprendizaje de la vida a su modo, una historia personal y un mundo intrapsíquico; todo esto influye poderosa e inevitablemente en el desempeño de sus roles en la convivencia.

Es por todo esto que el problema del rol y toda su complejidad son un punto más de contacto entre lo sociológico y la psicología; no podemos prescindir de su entronque conceptual si intentamos una concepción más integrada de cómo el vínculo se estructura y evoluciona.

Para cualquier interesado en el tratamiento de parejas es de primordial importancia identificar qué es lo disfuncional en el juego de sus roles y qué está ocurriendo en el desempeño de los roles dentro de la relación.

Por ejemplo: frecuentemente oímos una queja, "estoy pisoteado(a) en mi autoestima", "estoy harto (a) de la rutina de mi hogar", "he pasado a ser un objeto sexual únicamente", etc.; expresiones todas reveladores de disfunciones de roles.

En el manejo práctico en la terapia, el análisis psicológico no podrá prescindir del enfoque sociológico para ofrecer soluciones eficaces.

El Conflicto de Roles en la Pareja

Sobre el tema conflicto más adelante nos extenderemos, por ahora nos referiremos a su relación con el rol.

¿Puede el conflicto ser una oportunidad de unión o de cambio en la pareja?

Según la definición en sociología, conflicto es el proceso de interacción social en que dos (o más personas) luchan entre sí por conseguir algún objeto o valor estimado por ambos.

En éste, como en otros dinamismos sociales, la pareja usa armas de doble filo; del equilibrio y ajuste que resulte se derivará una mayor consolidación de la unión, o un proceso crónico de crisis irresuelta que la ponga en peligro.

No es lo mismo conflicto y competencia; el primero brota generalmente de la confrontación de roles y status contrapuestos, el segundo busca un objetivo común que, una vez conseguido, redunda también en beneficio común; el rival es superado, sobrepasado.

En el conflicto hay lucha y alguien tiene que ceder, aceptar o conceder; de él brota un acuerdo o la ruptura; es una situación crítica, una oportunidad de cambio, síntesis, mejoría y superación. Todo dependerá del manejo equilibrado de la situación. Por esto el conflicto es un dinamismo de interacción social importante en la estructuración del vínculo, como luego veremos.

Hay un momento en que él o los conflictos en la pareja llegan a un punto crítico, requieren un planteamiento y una solución, así emerge una confrontación que frecuentemente la pareja la rehuye; si ésta persistente evasión se cronifica como mecanismo de seudosolución de la tensión, la situación también se cronifica; diríamos que se "solidifica", pues ésa es la impresión que nos da, de "momificación", notoria hasta en la expresión corporal como cierta rigidez y falta de autenticidad que, ciertamente, producirá un trastorno bioenergético en sus participantes.

Parece que esta tragedia de conflictos no definidos, primero destruye el amor, luego el vínculo y por último lleva a sus participantes a la enfermedad psicosomática, la depresión y el envejecimiento prematuro, como lo ha demostrado la escuela de Wilhem Reich.

Con frecuencia observamos a estas parejas abrumadas por la crisis eterna, en estado de "zombies" espirituales; fantasmas que "coexisten" por temor a una soledad definitiva.

La capacidad resolutiva del conflicto, o de la pareja frente a su conflicto, sea éste con el grupo o dentro de su propia estructura diádica dependerá, indudablemente, de factores de personalidad; en lo sociológico sin dudas que está en relación estrecha con la mayor o menor rigidez de las estructuras de la pareja y del grupo social, por esto es que son inseparables lo psíquico y lo sociológico en el planteamiento y solución del conflicto conyugal.

Esta rigidez o flexibilidad dependerá a su vez, primero, de la salud mental de sus integrantes; segundo, del aprendizaje previo que haya hecho cada uno del manejo de los mecanismos de interacción social ya mencionados; tercero, de la forma como logren adaptarse resolviendo problemas de la convivencia que brotan, naturalmente, del curso mismo de la estructuración muy particular de su díada y cuarto, de la naturaleza de los agregados sociales en que esté incluida la díada, esto es, su medio cultural.

En una sociedad rígida o en un régimen político absolutista y dominante en su influencia sobre los componentes humanos, la movilidad y defensas de la pareja ante sus conflictos, cualquiera sea su causa o naturaleza, será ciertamente diferente a la que ocurran en una sociedad abierta, pluralista y democrática, por la mayor ductilidad, agilidad y vitalidad que proporciona una estructura flexible, rica y comunicativa.

Formas de Roles

En sociología se acepta la existencia de dos formas de roles: adscritos y adquiridos.

Los primeros son generados por características innatas, biológicas y obligadas del transcurso vital, como el sexo, la raza, la edad, etc. Los segundos son adquiridos por el tipo de actividad que se desempeña, por lo mismo son aprendidos y modificables.

El rol de mujer y el de esposa son o no coincidentes pero, por factores culturales, pueden enfrentarse y ser conflictivos; así ocurre en muchas parejas en las que cada uno acepta su rol de hombre y mujer, pero se imponen a sí mismos roles adquiridos de esposa o marido según normas culturales diferentes.

Si los valores culturales que cada uno trae a la unión de pareja son contrapuestos puede ocurrir un solapamiento de normas que terminan en conflicto.

Por ejemplo: un esposo no acepta el rol de una esposa económicamente independiente, interfiriendo para que ella no trabaje fuera de casa, cosa que ella considera una limitación a su identidad y a su autoestima; él buscará imponer su autoridad limitándole su libertad de decidir, o sus disponibilidades de tiempo y dinero, de alguna manera. Él sentirá menoscabado su rol de esposo por las normas con que ella determina el suyo propio, estalla el conflicto que usará cualquier medio para definirse y manifestarse. Esto se llevará al campo de la lucha por el poder aunque inicialmente comenzó con un conflicto de roles.

En este ejemplo el vínculo está en peligro. Podríamos preguntarnos si había una posibilidad real de estabilizarse o consolidarse cuando ya antes de la unión, los roles y las normas estaban prefijados en la conciencia y en los valores culturales de cada uno.

Es por esto que, en los comienzos de nuestra exposición nos ha parecido importante distinguir entre atracción, amor y vínculo. En una pareja como la señalada posiblemente la atracción, el amor y aspectos del vínculo se han organizado armónicamente pero no todo ha sido nítido, pujante y decisivo, y el terreno estará permanentemente abonado para el conflicto y las situaciones de incomunicación que, en un círculo vicioso alcanzarán velocidad creciente hasta la ruptura.

Es verdad que el conflicto es inherente a la naturaleza humana; él es el camino del cambio, la búsqueda de un nivel adaptativo más alto, es a través de él que evoluciona la relación hombre-mujer.

Pero, si la potencialidad conflictiva previa a la consolidación de la unión en el matrimonio, o en cualquiera otra forma no institucionalizada de unión hombre-mujer es muy alta, estimamos que el destino de ese vínculo ya está sellado por el fracaso. Por ejemplo, si los status y los roles de ellos son claramente incongruentes, difícilmente complementarios, si cada uno de ellos posee una carga conflictiva neurótica altamente perturbadora de la relación interpersonal, o si tienen una grave afección médica que les impida la realización de la plenitud de la unión física, etc., el conflicto, la potencialidad conflictiva previa, hará imposible la estructuración del vínculo.

Por otra parte, los procesos del cambio social inducen modificaciones en los roles por las modificaciones en las normas, por la persistencia o no de la motivación para mantener la relación, por la fuerza de la atracción y las necesidades intrapsíquicas del otro; así la intimidad es el clima ideal para el nacimiento, el enfrentamiento y la solución del conflicto; si bien la intimidad aumenta la posibilidad del conflicto, sin ella no hay posibilidad de solución, cambio y crecimiento. Esta es una situación paradojal que tensa la evolutividad de la pareja y de la cual muchos no están saliendo airosos.

La importancia del conflicto en la relación de pareja revela que por su difícil solución es un arma de doble filo. Su trascendencia la apreciamos más claramente en aquellas parejas que lo han superado y en el cambio que produce en el medio social que los rodea.

Cuando una pareja entra en una crisis importante que amenaza su estabilidad o llega a causar la ruptura, todo su entorno social se compromete. Hay una conmoción que implica modificación de normas, valores, roles y status; a veces sus participantes parecen o prefieren ignorarlo; sería interesante comprobar cuánto aumenta la incidencia de nuevas crisis, como en cadena, en ese entorno afectado, es como un "contagio" social.

Sintetizando lo dicho hasta ahora sobre los factores sociales en la estructuración del vínculo parece adecuado sostener que no hay posibilidad de establecer un vínculo en una pareja si no existe una estructura diádica en la que la intimidad es lo más resaltante; ésta no tiene capacidad funcional sino en el desempeño de roles y estos no son posibles sin la existencia de normas y valores. Los roles a su vez tienen vigencia en la interacción y ésta existe sobre la base de la motivación y la comunicación.

La complejidad del asunto hace difícil pronunciarnos aquí sobre la autenticidad de un determinado vínculo y la solidez de su conformación. Esta apreciación frecuentemente permanece en el plano de lo subjetivo; sería necesario idear esquemas más objetivos (de diagnóstico, de apreciación) del nivel potencial de conflictividad en las parejas, del mecanismo de la intimidad y sus obstáculos y del aprendizaje previo de los roles para evaluar su autoestima y su identidad.

Rol Masculino y Rol Femenino

¿Qué es lo esencial de lo masculino y de lo femenino desde una visión bio-psico-social? ¿Cómo se diferencia y qué permite su complementación o una interacción productiva, facilitadora del vínculo?

Reconocemos que es imposible y presuntuoso intentar separar, aunque sea metodológicamente, lo psíquico, lo biológico y lo social en este intrincado problema de los roles masculino y femenino.

Una tendencia actual en psicología sostiene que las diferencias importantes en los roles de ambos géneros no están fundadas preponderantemente en factores biológicos, sino que son fruto de lo cultural y por lo mismo son aprendidas mediante la presión del medio social.

Sin embargo las condiciones que la dotación genética, la anatomía y la fisiología pone al servicio de cada sexo, por ejemplo en el macho la mayor fuerza muscular y agilidad de movimientos, su mayor resistencia al esfuerzo, su tenacidad, etc., y por otra parte mayor sensibilidad y capacidad perceptiva en la mujer, mayor tolerancia al dolor, su mayor intuición, etc., hacen de los fundamentos biológicos en los roles masculino y femenino una verdad innegable que nos llevan a pensar que existen diferencias sustanciales e innatas, determinantes de los fenómenos de atracción, complementariedad y otros que llevan a vínculo.

Es decir, la legitimidad, una exigencia sociológica del rol, estaría avalada en este campo de lo masculino y femenino por los factores ancestrales, evolutivos y biológicos tanto o más que la dinámica social. Freud sostuvo en 1938 que "El hecho biológico de la dualidad de los sexos es un gran enigma y pertenece por entero a la biología".

Tal vez si él hubiese vivido en los tiempos actuales no hubiese sido tan terminante en esta afirmación, pues, es cada día mayor el número de hombres y mujeres que parecen saltar ese límite de separación que delimita a los sexos, con actitudes ambiguas, con solicitudes de cambio de su sexo, aun quirúrgicamente, disponiendo de amplio apoyo en el medio cultural. Reuniones de sociedades científicas han llegado a sostener que la homosexualidad, por ejemplo no puede ser incluida en el terreno de lo patológico. La moda y las costumbres en las diferentes culturas tienden a inclinarse por una tolerancia y una menor rigidez en las tradiciones y límites de la diferenciación sexual; la homofobia está en retirada. Hoy se sabe que todos tenemos componentes del otro sexo, que somos potencialmente bisexuales desde el estado embrionario.

¿Acaso no está indicando todo esto una mayor influencia de los factores culturales y los dinamismos sociales en este complejo problema?

Ciertamente hay un cambio en la visión de este asunto y en el enfoque especialmente crítico hacia la homosexualidad, no sabemos su destino ni sus resultados.

Thedor Reik afirma: "Las diferencias psicológicas fundamentales entre el hombre y la mujer pueden demostrarse con toda claridad si se las considera originadas en sus diferentes funciones sexuales" (...) "Lo que pueda definirse como la diferencia emocional básica de la sexualidad de hombres y mujeres se reflejará en otras esferas de la conducta, en actitudes y reacciones que ya no son de carácter sexual".

Es este segundo aspecto, las otras esferas de la conducta, el que nos interesa ahora en el juego de los roles en la interacción social. Afirmar que sus fundamentos se encuentren en las diferencias sexuales fundamentales no invalida su valor explicativo que intentamos en la formación del vínculo.

Si se es consecuente con lo planteado inicialmente, es decir que el hombre es una unidad bio-psico-social y que debe ser visto en su totalidad para su comprensión integral, no podemos dejar de sostener que en esto, como en muchos otros aspectos, la conducta es la resultante de estos tres ángulos. La frase de Freud, "Anatomías es destino", estimamos que ahora debemos aceptarla en un sentido restringido.

El psicoanálisis tradicional sostuvo que el hecho básico de la ausencia de pene en la mujer es determinante en su actividad frente a la vida y frente al hombre, es decir en el desempeño de su rol.

Las observaciones clínicas indujeron a pensar, que en el inconsciente la sobrevaloración fálica y el temor a su castración, son importantes como dinamismos psíquicos en el rol de la masculinidad, así como su contrapartida, la envidia del pene y la aceptación de su pérdida, lo son en la mujer.

No nos parece oportuno aquí analizar estas afirmaciones psicodinámicas. Señalamos al pasar, como un intento controversial, que por otra parte, la riqueza de lo femenino en su inmensa capacidad generadora de vida, va más allá de una concepción mezquina del sexo anatómico, como la sola expresión, una cavidad, una ausencia o carencia de pene.

Ya en párrafos anteriores, sobre los factores biológicos en la estructuración del vínculo se señaló una diferencia más en la sexualidad, en el acto mismo y sus preámbulos entre el macho y la hembra humanos, y cómo tal diferencias eran facilitadoras de la reactivación y renovadoras del encuentro, en un juego de roles claramente diferentes.

Tales esquemas generales de conducta se repiten, en sus grandes líneas, en los procesos de interacción que se dan entre hombre y mujer a otros niveles no sexuales; da la impresión que estuviesen plasmados sobre un diagrama neurofisiológico básico que, en lo social y en la conducta, han sido resumidos como actividad versus pasividad.

Ambas posiciones no pueden considerarse opuestas o antitéticas, sino complementarias, son como dos extremos de una misma línea. La forma de ser aparentemente pasiva de la hembra, en el fondo no es tal, puesto que esa pasividad es una determinante positiva que permite el desempeño del macho y viceversa, en un proceso relacional continuo, es una forma diferente de ser activo.

En el orden social y cultural hay un paralelismo de este esquema fundamental, pues mientras el hombre lucha por mantener la prole, la mujer lo hace por crear un ambiente propicio a la misma; así, mientras el hombre tiene la fuerza y la pujanza creativa notoriamente diferente a la de la mujer, ésta es predominantemente conservadora y nutricia. Roles que en el mundo actual tienden a difuminarse.

Son dos formas diferentes y complementarias de ser activo o pasivo; ambas integran un todo, el vínculo, la mayor expresión de esa unidad.

Los hombres tradicionalmente establecieron el significado de los términos activo y pasivo, calificando el primero como superior, como punto de vista parcial e incompleto. Con esa visión se ha intentado imponer la norma de la convivencia, arbitrariamente; esto ha obligado a la hembra a refugiarse en una posición más dependiente, a un rol en que el equilibrio a favor del egocentrismo masculino ha tenido nefastas consecuencias.

En muchas culturas "machistas", a las niñas se les enseña desde pequeñas a desvalorizar su rol, exigiéndoles sometimiento y obediencia; "porque tú eres mujercita", suele ser el argumento que cierra todo intento precoz de independencia femenina. Es claro que hay un proceso de aprendizaje de un rol distorsionado en muchos casos como estos, lo que condiciona un clima cultural en el que la desvalorización de lo femenino es la norma, de la cual muchas mujeres ni siquiera intentan zafarse. Es una especie de convenio tácito en el que precio de la "protección dependiente" y su sometimiento se pagan con la desvalorización personal.

Incluso cuando una mujer busca su "liberación", trata de imitar o igualarse a lo masculino, no percibiendo que eso es otra forma de desidentificación y no la autenticidad de lo suyo propio. Buscan, equivocadamente, una igualdad de identidades y no sólo de derechos, que sería legítimo, causándose un daño a su imagen. En frase de T. Reik: "En nuestra civilización los hombres temen no ser bastante hombres y las mujeres temen ser consideradas solo mujeres".

Esta frase de Reik representa toda la inseguridad emocional en el ejercicio de sus respectivos roles y, como resultado de una visión equivocada de lo que es activo y de lo que es pasivo, aprendida desde niños y exigida con sanciones y refuerzos sociales a todo nivel.

Es evidente el significado que en la estructuración y mantenimiento del vínculo tiene esta distorsión cultural de lo pasivo y activo y su atribución a lo masculino y femenino en forma peyorativa, en la interacción hombre-mujer.

Tal distorsión cultural es aprendida y por lo mismo modificable; su persistencia en nuestra cultura, en algunos estratos más claramente, está determinada por multitud de círculos viciosos de interacción psicosociales, en los que las normas o valores se refuerzan con las sanciones sociales también distorsionadas culturalmente, etc. Todo esto ha afectado la condición fundamental de la legitimidad del rol femenino especialmente y provocado conflictos en la interacción.

Veremos en qué otros planos, o niveles de interacción la pareja distorsiona o manifiesta sus roles en nuestra cultura. Nos interesará oportunamente analizar el problema del rol en los celos, la infidelidad, la territorialidad, el status, que son hechos concretos de la vida cotidiana de una pareja.

Roles y Fantasías Sexuales

Un análisis de las fantasías de hombres y mujeres durante el coito, o en relación con él, nos da una imagen de lo que cada uno desea representar para el otro en la relación íntima, pues de alguna manera las fantasías son determinantes frecuentes de la conducta.

Por ejemplo, la mujer es más romántica e idealiza más el acto sexual, especialmente si su partener es demasiado práctico, directo; a diferencia del hombre que se extasía más en el placer físico inmediato, en lo meramente sensorial, razón por la cual al hombre, en general, le es más fácil mantener, indiscriminadamente, las más variadas experiencias sin mucho compromiso emocional; con esto parece cumplir él un inconsciente mandato biológico de semental, sin duda presionado en lo biológico por la potente hormona testosterona.

Por otra parte, esta tendencia idealizadora, romántica, de la mujer implica en ella mayor compromiso emocional y personal; esto ciertamente significa, a largo y corto plazo, un mecanismo de seguridad y estabilidad para la prole y para la relación, pues la mujer logra plantearla como una proyección a futuro.

Además, es frecuente que las fantasías sexuales femeninas consigan excitar o exaltar su narcisismo, creándoles una aureola de atracción, reforzadora del deseo sexual y sedante de ansiedades y temores a un rechazo.

En cambio, frecuentemente en los varones, el narcisismo exacerbado crea fantasías de alta capacidad sexual, buscando ser admirados. Un ejemplo extremo son los "atletas sexuales", muy frecuentes entre los que tienen un alto índice de inseguridad y temores homosexuales latentes; es el caso del Don Juan, explotado en el cine, la literatura y la pornografía. Sin duda que tales fantasías narcisistas masculinas extremas no ayudan para nada al establecimiento de una unión más auténtica, por el contrario suelen ser causa de frecuentes disfunciones sexuales, infidelidades y desacuerdos en la relación íntima. Este rol imaginario es como una caricatura del amor y un profundo y escondido enemigo de la auténtica entrega mutua, pues el narcisista es incapaz de sentir y expresar sus sentimientos y sólo ama su propia imagen.

Estas someras observaciones tienen el valor de lo real para los fines que pretendemos; esto es, demostrar que en la intimidad física de la pareja, en el plano de lo imaginario a lo menos, todo es posible, ya que, la fantasía es expresión de profundos y reprimidos contenidos de la mente inconsciente que, bajo el impacto de la excitación y la exaltación del momento se disparan, y por lo mismo, son reveladores de auténticos y recónditos anhelos, tal vez teñidos por la ansiedad y los conflictos neuróticos, resabios de la etapa pregenital. Su exploración en el análisis de la pareja, en un momento oportuno y adecuado, nos brindan excelentes elementos de comprensión de los roles de macho y hembra que se están desempeñando y nos ayudan a corregir los conflictos entre los roles de lo masculino y lo femenino que han sido el motivo de consulta.

Sólo una actitud terapéutica liberadora de la ansiedad y la culpa que esas fantasías generan a muchas parejas, les permitirá jugar sus verdaderos roles libremente y encaminarse a una unión más completa.

Así también, fenómenos disfuncionales, o francamente patológicos en la vida sexual, como la esterilidad, la frigidez o la impotencia por ejemplo, son sentidos de diferente manera por el hombre y la mujer, bajo la norma de lo activo y lo pasivo, y considerados también de una forma distinta en el contexto social; en esto la historia demuestra cuanto se ha discriminado a la mujer y cuanto ella pasivamente lo ha permitido.

Hay diferencias fundamentales en el cómo vivenciar a nivel inconsciente y consciente el significado del acto sexual; en la mujer ha estado durante siglos preferentemente ligado a la fecundación, mientras que en el hombre al logro del placer. Esto trajo como consecuencia un enfoque totalmente distinto de un mismo hecho. En lo social la exigencia que a la mujer se le ha formulado desde antiguo es asegurar al hombre la pertenencia de su prole y la herencia de sus bienes mediante la fecundidad, lo que significa el mantenimiento de su status. De ahí, la destacada importancia de la posesión sobre la hembra y el poco interés que tradicionalmente, se ha tenido por sus problemas de frigidez.

Por otra parte, la impotencia sexual del hombre suele ser asumida culpabilizadamente por muchas mujeres en nuestra cultura como signo de fracaso de su capacidad seductora y de la estabilidad de la relación; no sólo por el fracaso de conseguir el placer del varón, sino por la sensación de fracaso en un rol que les ha impuesto la norma social.

Mientras más competitiva o narcisísticamente es enfocada la actividad sexual en la pareja, más altamente perturbadora del vínculo resultará su disfunción, porque la herida narcisista, equivalente psicodinámico del tradicional orgullo y la antigua soberbia, es el peor enemigo de la autenticidad de la unión; sobretodo en un contexto social donde la sexualidad en su sentido hedonista ha sido enfatizada como una norma determinante del mantenimiento de la relación. Un refrán popular lo expresa: "En la cama fracasa el matrimonio".

Aunque el tema de la infidelidad lo analizaremos más adelante, por ahora, adelantaremos opiniones que se relacionan con el juego de roles. Los motivos determinantes de la infidelidad masculina son, en líneas generales, sustancialmente diferentes de la femenina. El hombre puede ser infiel por factores derivados de su inestabilidad emocional, de su agresividad sexual insatisfecha, de su inseguridad y de la presión social para reafirmarse continuamente en el sexo. En cambio la mujer lo es frecuentemente, por el sentimiento de humillación que le produce el sentirse abandonada y herida en su amor propio. Mientras ellas tienden, tradicionalmente, a ser más fieles y estables en su unión por razones de arriesgar más en una experiencia extraconyugal, ellos buscan en la experiencia sexual fuera de su pareja una aventura que, en general no tiene una censura social importante y aún en ciertas culturas es considerada como un galardón, expresión de virilidad y de su rol masculino.

Ni la píldora anticonceptiva, ni la liberación sexual femenina han logrado modificar sustancialmente este esquema, ya que el cambio en las normas y roles es siempre más lento y gradual que los cambios institucionales que los preceden y, porque en nuestra cultura del subdesarrollo los valores machistas tradicionales continúan teniendo vigencia plena.

Por ejemplo aunque parezca increíble, en gente que se precia de culta, solemos encontrar afirmaciones en el sentido desvalorizante del deseo sexual de la mujer. El léxico habitual así lo apoya. Sin duda que tales afirmaciones obedecen a una necesidad neurótica y de valores culturales de mantener la actividad sexual femenina bajo el control, aunque sea fantaseado, de la posesión activa del hombre. La exigencia de mayor correspondencia en la lealtad está siendo cada vez más frecuente en parejas jóvenes y afortunadamente está pasando a constituir un elemento fundamental en la unión de toda pareja sana. Afirmación que valdría la pena cuantificar estadísticamente.

En otras palabras, ha habido un cambio en la exigencia de lealtad de parte de la mujer pero, a su vez una menor sujeción a esa misma norma de parte de ella, por la mayor libertad sexual de que dispone; es decir, el fenómeno tiende a nivelarse y las conductas a equipararse.

Esto significará que las normas que rijan ese aspecto de los roles masculino y femenino tiendan a hacerse igualitarias y no discriminatorias como ha sido hasta hoy tradicionalmente, es decir esperamos un cambio en la visión de lo que es activo y pasivo en la relación sexual y la fidelidad.

Indudablemente están ocurriendo modificaciones en la modalidad de relación de los sexos, en el concepto de autoridad, en el desempeño de los roles, etc., y esto a su vez está presionando sobre la normativa social que los estructura en una interacción altamente crítica de la que el divorcio con sus altas y crecientes tasas da cuenta, así como en una mayor incidencia de relaciones no legalizadas, de convivencia en parejas, en la gente joven y menor frecuencia de matrimonios.

Habitualmente una mujer ha podido aceptar que su marido haya tenido una simple relación carnal fuera del matrimonio, pero no podrá tolerar que ame a otra. ¿Puede un hombre decir lo mismo en nuestro contexto cultural?

En función de los roles es de observación común que las mujeres más frecuentemente engañadas son aquellas más sumisas, o que aceptan pasivamente todas las reglas que el hombre impone a la relación; el hombre suele estimar la posesión de la hembra como el objetivo fundamental y al verlo ya cumplido, su interés fácilmente suele desplazarse a otro objetivo sexual. La mujer que es capaz de mantener en esos hombres su interés sexual siempre renovado está menos expuesta a la infidelidad de él; en otras palabras el incentivo, la motivación, desde este punto de vista masculino es el determinante en la relación de los roles y en la complementariedad mutua a ese nivel.

Una mujer celosa tiende a intensificar sus estrategias de seducción e incluso está dispuesta a enfrentarse con su rival a la que le desvalorizará astutamente al hombre en disputa, si es necesario; pero, ¿puede un hombre hacer lo mismo? Algunos hombres en niveles machistas de nuestra cultura, son incluso capaces de matar a la infiel para que sólo sea objeto de su posesión y de hecho en la legislatura, hasta no hace muchos años, esto no era considerado un hecho punible.

Si un hombre se sabe engañado, habitualmente la primera pregunta que suele formularse es: ¿de qué malas artes se valió ese malvado para engañar a mi esposa? Es raro que piense: ¿cuánta culpa tengo yo mismo? o, ¿cuán seductora activa, según el caso, fue ella misma en todo esto?

Planteamiento difícil en nuestro medio en el que ser activa es sinónimo de perversidad; ser pasivo es sinónimo de homosexualidad en el hombre. Porque, insisto, el planteamiento básico del activo y pasivo está distorsionado. No se lo ve como dos polos en una misma línea, complementarios, sino dos situaciones contrapuestas, de conflicto donde una debe ceder. "Alguien tiene que mandar", es un aforismo de nuestra cultura que no puede ser aceptado en aquellas díadas que busquen una integración madura, evolutiva.

También los roles hombre-mujer en la convivencia diaria pueden intercambiarse, es frecuente oír decir "tal padre es más madre que ella" o "la que manda es ella", etc. En problemas como los aquí señalados suele observarse que el concepto cultural ideológico en lo que es femenino y masculino y sus roles aflora estableciendo tajantes oposiciones y situaciones críticas que podrían ser resueltas en una complementariedad madura, en una interacción positiva y no en la aplicación rígida de una norma de lo activo y pasivo.

Concluimos finalmente que la evolutividad de la legitimidad del rol, su exigencia y aceptación plena, forma parte central de los aspectos sociológicos de la díada y que estos son inseparables de los fundamentos biológicos y psíquicos de sus integrantes.

Función Simbólica e Interacción en Sociología

Todo el comportamiento humano en sociedad es inseparable de la interacción y ésta, a su vez, del lenguaje y de la capacidad de expresión simbólica del significado subjetivo. Nadie está al margen de este proceso, menos aún la relación próxima en la díada. En sociología hablar de interacción social es diferente a la interacción física. Según Max Weber, uno de los gigantes de la sociología, "Una acción es social en tanto que, en virtud del significado subjetivo que le confiere el individuo o (individuos) que actúan tiene en cuenta el comportamiento de los demás y de este modo queda orientado en su transcurso" (34).

En la naturaleza de esta acción social reside la esencia de la interacción. Lo fundamental de la definición clásica de Weber es la expresión significado subjetivo, pues las interacciones sociales son tales cuando ese significado está presente; por esto es que la interacción social es simbólica y en su forma más evidente se expresa en el lenguaje, función simbólica exclusiva del ser humano. Sólo el lenguaje ha permitido el desarrollo de la mente y la cultura, el desarrollo del Yo, instancia psíquica, de la consciencia de sí y de la capacidad de asumir roles y funciones; así también el fenómeno de la atracción interpersonal, que si bien es primario, no por eso deja de exigir elementales mecanismos de expresión simbólica, proceso inicial en la estructuración del vínculo.

El lenguaje, o cualquiera otra forma de interacción que pueda existir, permite los procesos de intercambio, cooperación, conformidad, cohesión y conflicto que son microelementos de la interacción o, mejor dicho dado el tema que nos ocupa, los microelementos sociales del vínculo.

Es aquí, en el lenguaje, donde se engrana todo lo dicho anteriormente sobre los aspectos biológicos e intrapsíquicos del vínculo con la vertiente sociológica del mismo para integrar la pirámide bio-psico-social.

Es el lenguaje del cuerpo o del habla, en el verbal o no verbal, donde se encuentra el hombre y la mujer y donde permanecen unidos; sólo en la medida en que ese lenguaje se profundiza y se enriquece, el vínculo puede crecer y desarrollarse.

Su contrapartida, la incomunicación en sus múltiples niveles es la expresión más clara de su empobrecimiento y su muerte, como lo veremos a propósito del cómo y del porqué del conflicto y la crisis.

Es importante señalar que los elementos sociales simbólicos existen en el medio antes que el individuo ingrese a él y que son determinantes de toda la dinámica social. Cada cultura tiene los suyos propios manifestados en diferentes niveles como una forma de expresión de normas, roles y status. Su estructuración compleja constituye las creencias, las normas sociales, el arte, las costumbres y la ley; el hombre no puede impunemente desafiarlas.

La estructuración de la interacción entre el hombre y la mujer ya está determinada en este marco referencial en el cual nacemos. Su trasgresión tal vez sea uno de los elementos más resaltantes del momento evolutivo actual; la ruptura con ese marco referencial, hecho cada vez más frecuente en todo nivel de edad y de condición social. En nuestro siglo todo está cuestionado y esto se hace evidente en los intensos cambios que también las lenguas están experimentando.

El crecimiento del individuo en este marco referencial en crisis tiene mucho que ver con lo que en sociología se entiende por Yo, concepto central en la estructuración vincular y su evolución. Esto constituye una oportunidad más de encuentro entre los sociológico, lo psicológico y lo neurofisiológico, porque Yo es consciencia de Sí, producto de la capacidad integradora del S.N.

La forma como el Yo se desarrolla en este marco referencial sociológico fue detenidamente analizada en importantes aportaciones de dos sociólogos americanos en la primera mitad del siglo XX, G. H. Mead y Charles H. Cooley.

Este último utilizó la frase tan gráfica de "yo reflejado", o "yo espejo", para describir el proceso mediante el cual, por una interacción personal íntima con los demás vamos adquiriendo poco a poco un sentido del Yo, por lo que vemos reflejado en las palabras, gestos y respuestas de los otros. Nuestro sentido del Yo se adquiere paralelamente al sentido de la existencia del otro; sin esa interacción continua no se desarrollaría.

Decíamos que todo este proceso es interactivo, en base a elementos dinámicos de la cultura, los símbolos, entendiendo por cultura todo el complejo de creencias, leyes, arte, moral, costumbres y cualquiera otra actitud adquirida por el hombre.

Si desde el punto de vista sociológico aceptamos el concepto de Yo, el cual hemos mencionado recientemente, las formas principales de interacción social que repercuten en el vínculo a través de esta concepción del Yo serían: intercambio, cooperación, conformismo y conflicto, todas las cuales implican un elemento vital, la reciprocidad. Analizaremos cada una de ellas.

No puede haber interacción social, ni aún en el pequeño grupo sin reciprocidad. Los seres humanos participamos como poseedores de roles y status, dentro de los contextos de las normas adquiridas, la dinámica social del vínculo no se excluye de esto.

El Intercambio

En sociología es definido como el proceso por el cual una persona o grupo actúa con el propósito claro de recibir una recompensa.

Según Simmel, gran parte de nuestra cultura está basada en el intercambio y la gratitud, la pareja no podría estar exenta o al margen de esta dinámica.

En el plano psicológico el intercambio y la gratitud como elementos formadores del vínculo se hacen más evidentes si lo confrontamos con su contraparte, la otra cara de la medalla, la envidia; sentimiento profundo, primario y altamente destructor, es su antítesis y por lo mismo ninguna relación de vínculo puede basarse en ella. (Ver M. Klein. *Obras Completas*, vol. VI, Paidos. Bs. As.)

La envidia no pretende sólo poseer lo de otro, sino destruirlo para que nadie pueda disfrutarlo, por eso es esencialmente negativa. En una relación de vínculo destruye lo profundo de ella, su pesquisa clínica debe alentarnos en el sentido de la gravedad de una situación conyugal disfuncional.

En aquellas relaciones en las que no existe una posibilidad de reciprocidad se genera la envidia, en situaciones por ejemplo cuando un status es muy superior persistentemente.

Expertos en psicología social (Thibaut y Kelly) sostienen una teoría elaborada en cuatro conceptos básicos para explicar el intercambio: premio, costo, resultado y nivel de comparación. De todo esto resultaría la atracción.

Aclarémoslo con un ejemplo: un varón se interesa por una mujer a la que ha visto varias veces y le ha llamado la atención su aspecto, o algún otro factor que le resulta atrayente. Si los costos para conseguirla son muy altos, porque la joven vive muy distante, o es muy difícil de abordar, o despierta mucha ansiedad un posible rechazo, o dedicarse a conquistarla significaría abandonar otras situaciones en las que se perciben beneficios más inmediatos, etc., posiblemente este galán abandone la tarea y lo racionalice diciendo, como en la fábula de Esopo, "están verdes las uvas" Los costos eran altos, el resultado dudoso y el nivel de comparación negativo.

El nivel mínimo de expectativas, o nivel de comparación para obtener un resultado, es ciertamente decisivo en el fenómeno de la atracción y aquí el plano de lo sociológico vuelve a encontrarse, como lo veremos a menudo, con el de lo psicológico. Dijimos que este nivel está determinado por las experiencias propias y las similares de otros; esto, en términos intrapsíquicos, buscando un paralelismo con el mundo interno de las relaciones objetales, es decir con todo el complicado proceso de la ansiedad de compañía, la tolerancia a la soledad, el duelo, la gratitud y la envidia.

Pero, no olvidemos que el dinamismo de la atracción no es una simple relación E.R. (estímulo-respuesta), sino un fenómeno relacional. La teoría del intercambio se basa originariamente en la relación entre los individuos, más que en los individuos mismos y el énfasis está puesto en el cómo emergen estas relaciones y cómo cambian a consecuencias de los mutuos refuerzos de la interacción en la que cada uno entrega su aporte, creativamente desde su propio mundo interior. En el plano del funcionalismo neurofisiológico esto equivaldría a una "carga energética" personal que mantiene al circuito, alimentándolo continuamente.

En otras palabras, la teoría del intercambio sostiene que la atracción entre dos personas es el resultado de la interacción, de premios y costos que ellas obtienen superando algún nivel mínimo, variable en cada caso.

Esta teoría intenta explicar por qué la semejanza entre dos personas las lleva a la atracción, pues daría altos premios a bajos costos; así también la desemejanza, si es complementaria, daría una alta ganancia de premios y costos.

En la relación diádica se establecería así un proceso de contrato, se llega por él a los máximos premios y los mínimos costos, los premios van adquiriendo gradualmente características de exclusividad.

Pero, este contrato no es estático, va cambiando por las experiencias pasadas que modifican los valores de premios y costos, también por modificaciones de las características personales de los miembros de la pareja, por las experiencias particulares e historia personal y por los cambios en las circunstancias exteriores que, a su vez, introducen nuevos premios y nuevos costos.

En otras palabras esto explicaría por qué muchas parejas parecen estar sólo atadas por la rutina y por qué algunas, de antigua trayectoria aparentemente sólida, rompen inesperadamente cuando en el curso vital aparecen alternativas más seductoras.

Críticamente esta es una posición teórica interesante sobre el vínculo en el plano de la interacción social.

El que no se adentre en lo íntimo intrapsíquico, o no busque apoyo en posiciones teóricas de otros niveles, la hace incompleta como visión explicativa del complejo fenómeno de la atracción y del vínculo.

La Cooperación

Menaker define como "el comportamiento conjunto y colaborador dirigido a un objetivo que ofrece un interés común". Este objetivo es, en la pareja, sobrevivir unidos.

Para la cooperación la pareja necesitará reciprocidad de intenciones y de conducta, aceptación de las normas tácitas y explícitas de la relación y de sus roles.

La cooperación puede ser espontánea, contractual o tradicional y hasta competitiva. De su equilibrio brota la dinámica necesaria en esta forma de interacción vincular.

En nuestro medio es habitualmente espontánea y tradicional, tanto en parejas estables, legalmente constituidas como en las concubinarias. Cuando aparece la competencia no significa necesariamente una manifestación de conflicto ya que puede ser cooperativa y mejorar los beneficios mutuos, porque competencia no es sinónimo de antagonismo ni conflicto.

El enorme peso que tienen las tradiciones en la estructura del vínculo se hace notar no sólo en los aspectos ceremoniales de los ritos de unión conyugal en los diferentes pueblos, sino más bien en los medios de cooperación inter o intrafamiliares, especialmente en las parejas de comunidades rurales que son las más dependientes de la cooperación para sobrevivir.

La cooperación como mecanismo social se debilita en el medio urbano denso, donde la vida es más indiferente a la necesidad del otro, más aislada afectivamente, más tecnologizada, donde la mujer trabaja en actividades similares a las del hombre y no tradicionales.

Esto se observa más claramente hoy en los procesos migratorios, traumáticos, obligados a causa del cambio social que implica el trasplante cultural como consecuencias del proceso universal de globalización.

Frecuentemente las parejas afectadas por tales procesos permanecen ignorantes de la tremenda presión social a la que están sometidas. Comienzan a tener conflictos a los que atribuyen su crisis, sin darse cuenta que muchas veces tales conflictos no son sino epifenómenos resultantes, en gran medida, de la pérdida de los valores de cooperación y la ruptura de tradiciones que de rebote afectan la intimidad y modifican todo el sistema ya crítico.

Entonces, ¿por qué sorprendernos por un cada día mayor número de parejas en conflicto, si la migración a las ciudades y la globalización en lo cultural y económico son hechos dramáticos del tercer mundo?

El Conformismo

Se lo define como un elemento básico de la interacción social por el cual el ser social se adapta (conforma) a la norma. Citamos a Nisbet: "(...) uno de los procesos más universales y antiguos de interacción social, mediante el cual el individuo adapta su comportamiento, se adapta a sí mismo, a alguna norma prexistente a la situación y lo hace de algún modo en el que la influencia del grupo social es manifiesta u ocultamente evidente".

Aplicado a nuestro tema significa que quien se une en pareja deberá aceptar las normas que rigen su dinámica y estructura, mecanismos de conformación necesarias para mantener el vínculo.

Ciertamente que hay una doble faceta en esto, pues puede significar en un determinado caso, la paralización de la relación. El cómo se maneje la pareja ante este mecanismo social estará determinada por el equilibrio interno de ellos, por la creatividad que como pareja, tengan en su nueva relación y por los motivos que los unan.

Si el nivel de conformismo es similar y unánime y con el grupo social al que pertenecen, la relación vincular puede solidificarse, estabilizarse; la pregunta es si eso significa siempre progreso. Sólo en la inquietud de un nivel de disconformidad aceptable hay posibilidades de cambio y sólo cuando se de el equilibrio "conformidad-disconformidad", hay posibilidad de progreso en la relación. Tras la acción de este dinamismo social se ocultan habitualmente conflictos importantes, producidos por rasgos de personalidad o desequilibrios internos de cada uno.

Coerción y Autoridad

Aquí está presente la acción de un dominante sobre un dominado, implica una acción y reacción, un estímulo y una respuesta en un contexto; por eso mismo es un mecanismo de interacción donde, en alguna manera ambos son activos. Lo esencial es la existencia del dominio y la obligación. Este es un hecho, nos guste o no, ninguna pareja se libra de él. Nadie puede dejar de sentir, en algún momento a la unión o al otro, como formas de coerción, ya sea por el dominio o por el sentimiento del deber que, de algún modo tarde o temprano, acompaña la relación como un ingrediente ineludible. De la madurez emocional que tengamos para aceptarlo dependerá que su efecto sea positivo o negativo. Quienes buscan en la relación sólo una satisfacción egocéntrica, narcisista, hedonista, no podrán resistir una inevitable crisis por la presión coercitiva. De nuevo, los rasgos o trastornos evidentes de personalidad se imbrican con los de la dinámica social, de una manera inevitable. La coerción como mecanismo social no existe sólo en el grupo primario que es la pareja, sino también entre éste y el gran grupo social. Tal vez en este segundo aspecto puede aparecer a veces como un factor cohesionante más que destructor sobre el grupo primario, limitando su libertad en beneficio del interés común. De todos modos brota la pregunta: ¿es la coerción por sí misma un mecanismo siempre favorable al vínculo? Como muchas otras situaciones éste es un asunto de equilibrio dinámico y depende del nivel de salud mental de ambos. Los mecanismos sociales indudablemente suponen el factor humano y se vinculan a procesos relacionales en un contexto con múltiples variables, imposibles de abarcar en una sola hojeada.

Cuando nos refiramos a la estructura de la díada, a propósito de los conceptos sociológicos sobre los agregados sociales, quedará más claro que los mecanismos coercitivos expresados en el dominio y el sentimiento del deber, tienen una significación positiva en el mantenimiento de la estructura vincular de la pareja. Dominio y sentimiento del deber requieren un entrenamiento, un aprendizaje desde niños; en esto se funda parte importante del éxito futuro de la relación con el otro sexo.

Además, la capacidad y la necesidad de obedecer, es decir de existir dentro de un orden jerárquico es inherente a toda convivencia.

Nadie, ni el más encumbrado, podría decir impunemente que no debe obediencia alguna; aun los que están fuera de la ley deben someterse a las normas psicopáticas de su grupo mafioso, sólo los alienados se liberan de la ley para caer en el caos de la locura.

La estructura social, por sí misma lleva implícita la jerarquización y la obediencia a valores o normas y la aceptación de roles en cada uno de sus componentes. Negarse a obedecer tales normas es tácitamente renunciar a la pertenencia, a la estructura del grupo.

Esto que parece claro y sencillo de aceptar en lo tocante al individuo frente al grupo, se complica cuando pensamos en la pareja humana.

En tal caso la autoridad se ejerce de una manera informal, a diferencia de lo que ocurre en el gran grupo social donde es designada.

Además en la pareja, puede ser cambiante y debe tener un carácter de ductibilidad y amoldamiento a los derechos del otro para mantenerse adecuada y equilibradamente.

Sin embargo, aunque la sana autoridad en la pareja se caracteriza por su no formalidad, en situaciones críticas tal equilibrio tiende a inclinarse hacia el tipo de autoridad formal. Podríamos decir que esto, además de ser cultural, es variable en las diversas situaciones y está estrechamente relacionado con el balance intrapsíquico de las personalidades de los cónyuges y el tipo de territorio o rol específico de cada uno, manejados de una manera hábil, informal y flexible. Nuevamente, el equilibrio será la norma.

El grupo social juega un papel importante en este asunto de la autoridad en la díada, en nuestra cultura con el apoyo de la iglesia, y la tradición que se han volcado habitualmente y sin contrapeso hacia el hombre. Este parece ser un fenómeno social ancestral, con raíces en la cultura islámica y judeo-cristiana, reforzado ciertamente por la mayor capacidad productiva de bienes económicos del varón; pero no deja de ser cultural y por lo mismo sujeto a cambios, especialmente visibles y acelerados en estos últimos decenios.

Pero, es bien sabido que desgraciadamente no existe sincronismo o continuidad entre los aspectos institucionales y el cambio en las normas y valores que los rigen, si bien su interacción es recíproca.

La telencefalización humana, a la que nos referimos en párrafos anteriores, ha sido una oportunidad de cambio de mando dentro de lo biológico y ha significado una mayor participación de la hembra humana en la función sexual y social y por ende, en todo el fenómeno de la atracción y del vínculo. Extrapolándolo, de la misma forma la ley y las diversas formas institucionalizadas de los valores sociales, constituye un proceso de "telencefalización social", cuando consiguen dar a cada uno de los integrantes de la pareja humana igualdad de derechos y oportunidades en la estructuración de la relación.

Los sociólogos hablan de un proceso histórico, gradual en la evolución de la ley desde lo tradicional a lo relacional, como elemento fundamental favorable al cambio social y por ende al problema de la autoridad en la díada, que ahora tocamos.

El paso de lo tradicional a lo relacional se hará más flexible y por lo mismo más eficiente y adecuado a sus objetivos en la medida en que el vínculo en la pareja alcance un grado de madurez óptima, ya sea en el curso del desarrollo cultural futuro, o en los actos concretos de sus actores aquí y ahora.

La influencia del grupo social en este problema del manejo de la autoridad dentro de la pareja ocurre especialmente durante el período de su constitución, en la creación de las bases de su autonomía e independencia, cuando enfrentando la tradición familiar y social se produce un fenómeno de verdadera transferencia de la autoridad desde el grupo a la pareja. En todas las culturas observamos ritos de iniciación y de cambio, religiosos y civiles, facilitadores de esas transferencias.

Frecuentemente la pareja puede adquirir consciencia de su identidad como tal, sólo en la medida que acepta más lo que es por sí misma ahora, como unión en ese momento, de lo que fueron como integrantes de sus respectivos grupos. Dicho en frase de Nisbet, refiriéndose a la dificultad en la transferencia de autoridad: "La consciencia humana no asimila fácilmente el que la identidad fundamental del hombre surja del lugar donde se vive, más que de sus antecesores".

La id-entidad (así, con guión) de la pareja, la igualdad consigo misma estará pues, basada en la flexibilidad y racionalidad del manejo de la autoridad entre ellos. Pero flexibilidad y racionalidad no son condiciones abstractas sino fundadas en el delicado equilibrio de la salud mental. La validez de esta afirmación se confirma en parejas que entran en conflicto de autoridad y por lo mismo pierden su identidad como tales. La inflexibilidad y la irracionalidad que se suscita, desequilibra la díada y provoca la contraposición de sus integrantes, aumentando en un círculo vicioso los conflictos emocionales de cada uno.

En el examen clínico de parejas disfuncionales, que son como una distorsión de lo vincular, encontramos una más clara visión del manejo conflictivo de la autoridad y sus consecuencias. Si uno de ellos rompe, como ocurre fácilmente en tales casos, el precario equilibrio neurótico (dominante-dominado) en que se desenvuelve esa relación, la exigencia de una mayor flexibilidad y racionalidad creará una situación difícil de manejar; su "equilibrio" se descompensa, sobreviene la crisis, a menos que ambos componentes reaccionen demandándose mayor crecimiento y madurez.

En otras palabras, mientras más auténticamente flexible y racional sea el manejo de la autoridad en la pareja, menor será el riesgo de conflicto por tal motivo. Por su exigencia necesaria de madurez psicológica en tal caso, vemos aquí como lo sociológico y lo psíquico se encuentran nuevamente.

El tema de la coerción en relación con el de la autoridad nos trae a distinguir lo relativo de los conceptos de poder y fuerza.

En los niveles "machistas" de las culturas del subdesarrollo solemos ver como la autoridad está en manos de la mujer, si es más hábil e inteligente para sortear las crisis, mientras el hombre busca imponer con voces tonantes y actitudes de fuerza su poder, creyendo resolverlas a su modo.

Mientras la autoridad surge del desempeño adecuado del rol, la presencia del status y respeto a la norma, "el poder se cuela por los intersticios de la autoridad" (Nisbet, R. *Introducción a la Sociología. El Vínculo Social*), por los puntos débiles de su estructura; en el caso del marido machista, por la impotencia física, o la dependencia económica de la mujer.

En nuestro medio es frecuente ver cómo el manejo inteligente de la autoridad por parte de la mujer, salva el precario equilibrio de hogares críticos, en todos los niveles sociales y culturales.

En las terapias de parejas los conflictos de autoridad tienen mucho que ver con la delimitación de los territorios y el manejo del dinero y del sexo, dicho sociológicamente son equivalentes a los conflictos de status y roles.

Su imprecisa delimitación puede confundir más a los cónyuges que, mientras dicen amarse, se sienten llenos de culpa por disputar frecuentemente en estos niveles. Este tema lo analizaremos a propósito del conflicto, más adelante.

Vínculo y Status Social

En nuestra cultura el status es uno de los factores determinantes en el proceso del vínculo; tal vez, comparativamente, tan imperativo como lo es el orgasmo en el plano de lo biológico. Ambos apuntan a la satisfacción de profundas y elementales necesidades innatas en todo ser humano.

En el status está la búsqueda de un nivel seguro de consideración social y de solución al problema vital de la incertidumbre para sobrevivir; en el orgasmo, la búsqueda de satisfacción de una necesidad profunda y vital, "instintiva" y emocional de unión.

Status es sinónimo de rango, de posesión jerárquica; su apremio por conseguirlo es tan antiguo como la vida misma del hombre.

Comparado al rol podríamos decir que mientras éste se desplaza y ubica al que lo posee en el sentido horizontal, el status lo hace en el sentido vertical. Por los diferentes status se está "más arriba", o "más abajo" en la vida social. Es por esto que ambos tienen mucho en común.

Como el rol, el status es un modo de comportamiento y, al igual que aquel, se aprende y adquiere en el trato social. Ambos están apoyados en las normas y valores del grupo social y para pertenecer a un determinado status debemos aceptarlos e incorporarlos. Sólo podemos revelarnos contra ellos si somos capaces de ascender en el status pero, si los desafiamos desde abajo somos repudiados.

Es decir, el medio social sanciona a los impostores y rebeldes de un determinado status, pues les exige que se avengan a normas tácitas o explícitas que se exteriorizan en conductas y lenguajes.

Las fuentes principales del status han sido, tradicionalmente, la clase social, el poder y la riqueza. Se observa sobretodo en países como el nuestro, altamente permeables en lo social por su tipo de cultura, por su estructura multifacética, por su historia, por su pluralismo, que es el dinero el factor más determinante del status hasta el punto de trastocar el orden social.

Es difícil pretender que sean sólo factores únicos o rígidos, por sí mismos los capaces de determinar un status; por esto es que se habla, en términos sociológicos de la consistencia e inconsistencia del status.

Se habla de consistencia cuando nos referimos a la alta correlación que poseen los atributos en una determinada persona o grupo social. Por ejemplo, se puede suponer que quien tiene cultura universitaria tendrá un mejor nivel de vida, vivirá en un mejor lugar de la ciudad y pertenecerá a un cierto nivel social.

En la inconsistencia ocurre lo inverso, es decir los atributos no se dan, necesariamente, asociados entre sí. Lo que se considera nivel social no va acompañado o relacionado de otros atributos como raza, lugar de vivienda, profesión, etc., necesariamente.

En nuestro medio cultural el status tiende a ser inconsistente y por esto mismo produce una mayor permeabilidad o circulación de uno a otro nivel, por factores tales como un mayor pluralismo, libertad de las costumbres, abundancia de oportunidad para ganar dinero, informalidad en el trato directo, movimiento poblacional, etc.

Se ha podido demostrar que los grupos sociales pequeños son más rígidos y más consistentes en status, a diferencia de los mayores más inconsistentes.

Hoy es la política, el profesionalismo, la capacidad tecnológica y la riqueza los que normalmente confieren status. Ellos podrían resumirse en dos palabras: poder y riqueza, o tal vez en una sola, riqueza. En cuando al poder, parece que su capacidad generadora de riqueza está hoy, más que antes, en razón directa de lo corrupto que es quien lo ejerce. "Detrás de cada gran fortuna hay un gran delito", afirma un aforismo popular.

En graves situaciones de cambio social acelerado, de crisis, de inquietud social, la riqueza pasa a ser predominante sobretodo lo demás y suele ser motivo definitorio en una decisión de elegir pareja.

Así como hay pocas mujeres que hoy, a sabiendas, no buscarían un compañero que sufriera de impotencia sexual, así también muy pocas a consciencia plena aceptarían contraer nupcias con alguien que les prometiera hacerlas descender en su nivel social. Esto es de una evidencia innegable y no podemos adjudicarle calificativos morales o éticos; es y se deriva de la naturaleza misma de las cosas en esta cultura.

Nuestra búsqueda de status parece fundarse en dos profundas necesidades, una es el apego o valoración narcisista de las cosas que nos pertenecen y nos da categoría, y otra la valoración vital para la sobrevida que concedemos a la ubicación social que consigamos.

Ambas son la resultante de una situación de interacción social que las refuerza permanentemente y a la que es casi imposible sustraerse; ambas son consecuencia de la convivencia inevitable entre seres con necesidades biológicas que exigen ser satisfechas para sobrevivir, con necesidades profundas y vitales de compartir y ser amado, temerosos de no ser apreciados por lo que somos, o por lo que íntimamente, inconfesablemente, tememos ser.

Estimamos que hoy en nuestra cultura, la elección de objeto amoroso en el plano de lo sociológico, está poderosamente influida por la consideración del status que se adquiere o se puede perder; así como en el plano biológico lo es por el deseo sexual y la atracción física; y en el plano de lo intrapsíquico por necesidades de plenitud, trascendencia e integración con otros afectivamente significativos; la preponderancia que cada plano tenga en la decisión dependerá no sólo de lo íntimo y personal de cada uno, también de su nivel etáreo y social.

Esta tesis se vería confirmada en una investigación de la realidad buscando cuán decisivos fueron estos factores en un momento de la elección de pareja y en su fracaso.

Parece que en general el hombre, especialmente el joven, concede mayor preponderancia en la elección de pareja a los factores biológicos de la atracción que a los del status, mientras en la mujer es a la inversa.

Suponiendo que esta afirmación sea verdadera, ¿cómo se explicaría?

Comencemos por decir que la pertenencia al sexo femenino es, en nuestra cultura, un "hándicap". La mujer, por el hecho de ser mujer tiene en nuestra cultura y en muchas y casi todas del mundo subdesarrollado y también el no occidental, menores oportunidades educativas, económicas, sociales, políticas, etc. A pesar de la ley, a pesar de la tendencia al igualitarismo entre los sexos, a pesar de los movimientos de liberación femenina y de la mayor libertad sexual por las costumbres y la tecnología médica, a pesar de todo eso y mucho más, la mujer continua siendo, lamentablemente, un grupo minoritario, no por lo que es, sino por la menor trascendencia que a su presencia suele asignársele en la vida pública y en su propio ambiente familiar.

Todo esto es injusto, discriminatorio y retardatorio del progreso del vínculo, pero lamentablemente es así y continuará siéndolo por mucho tiempo a todos los niveles.

Aún el léxico discrimina a la mujer, pues si "un hombre público" es una figura destacada, "una mujer pública" lo es por motivos inconfesables.

Es verdad que, mirando a la inmensa masa de mujeres jóvenes que hoy tienen acceso al igual que los hombres, al trabajo y la cultura, pareciera exagerada esta afirmación; ellas son aún una minoría y muchas de las actuales estudiantes universitarias, por ejemplo, abandonarán más tarde un promisor futuro aceptando un rol "femenino", anacrónico, que clama por ser revisado y adecuado a este momento histórico de la evolución del vínculo.

Si la condición actual de la mujer es aún un "hándicap" en el status social, su defensa equivocada se ha hecho notar en la relevancia concedida a lo sexual como elemento compensatorio, con la abierta complicidad de ellas. Para muchas mujeres los atributos propios de su sexo significan una oportunidad de mejorar en su status, su condición y su nivel en el medio social; la publicidad, los medios de comunicación, los frecuentes concursos de belleza, resaltan no la condición de la mujer como tal, sino de la hembra físicamente apetecible. "La belleza femenina es como un cheque en blanco".

Y es a través de sus encantos físicos que muchas mujeres se preparan para "pescar" a un hombre, buscando "autorrealizarse", aunque no hay tal "auto" ni tal "realización", pues no es a través de sí mismas como personas sino a través del otro, del marido o del amante, que buscan mejorar su nivel de status.

Tal elección de objeto amoroso es una valoración narcisista, en la que la posesión de un objeto valioso le concede al poseedor, en este caso la mujer, mayor valor ante los demás, porque su narcisismo se identifica con el objeto. Para muchas Tener suele ser más importante que Ser.

Con un ejemplo se entenderá esto de la posesión narcisista: si soy dueño de un Rolls Royce, soy un gran señor (a), porque ése es el mejor auto y quien lo posea no puede ser sino una gran persona, aunque sea un pobre hombre; la posesión de la cosa valiosa valoriza a quien la posee. Si soy dueño de una gran colección de cuadros, soy importante y muy artista, aunque no entienda nada de cuadros, ni tenga un ápice de creatividad artística, pero la cosa valiosa me concede valor narcisista y status; enriquece la imagen, por encima de los sentimientos; es el valor supremo del narcisista.

Esto mismo puede aplicarse a los hombres que buscando sólo la belleza u otros valores que no les pertenecen, se posesionan de la mujer como un objeto narcisista.

Las consecuencias que esto ha traído para la estabilidad del vínculo han sido nefastas, primero, hombres y mujeres han valorado una forma de autorrealización que no es tal, luego, ha conseguido al status económico obtenido a través de la unión el valor de algo primordial. Esto ha hecho que hombres y mujeres establezcan relaciones de dependencia y no de crecimiento.

Además del desperdicio económico y emocional que esto significa hay una gran paralización del proceso de crecimiento social que es esperado dentro y fuera del matrimonio, dentro y fuera de la relación diádica, tanto para hombres como para mujeres.

Todas estas situaciones son producto de factores normativos hedonistas, determinantes poderosos de conductas de apareamiento y unión altamente inestables frente a las inevitables presiones de la convivencia y el cambio social.

Los hechos hablan por sí mismos:

- Cuando cae el status económico o social de uno de los miembros de la pareja (generalmente el varón), la unión entra en crisis.

- Cuando el status económico de ella asciende bruscamente ocurre que la autoridad en la díada cambia de mando, o ella busca independizarse; si eso ocurre en el varón, éste busca aumentar su actitud autoritaria, la pareja suele entrar en conflicto.

- Cuando el status económico o social se modifica en el sentido negativo, su cuadro de amistades sociales se estrecha, o los abandona; se crea también una crisis en la unión, porque ésta ha estado basada en la interrelación con el grupo más que entre ellos mismos; especialmente ocurre en las uniones en que el status fue preponderante para la elección de pareja.

- Cuando con el paso de los años se produce graduales modificaciones en la interrelación en la díada, las variaciones de status también influyen en estas modificaciones, pasando por las vías profundas de la personalidad de cada cual.

¿Cuánto y en qué forma actúan estos dinamismos sociales en los vínculos en nuestra cultura?; es cosa que desconocemos, pues no existe ninguna investigación que lo confirme de manera sistemática. ¿Cuántos que parecen vínculos son sólo convenios de status, sostenidos por la necesidad de presentarse a nivel social, satisfaciendo así exigencias normativas preconcebidas y hasta utilitarias?

Norma Social y Vínculo

Norma social, rol social, status, conducta, lenguaje, estructura diádica, vínculo son conceptos sociológicos inseparables en el estudio de la pareja humana en su realidad cotidiana. Todos son integrantes del comportamiento, de la interacción relacional; cuando alguno de ellos es disonante o no responde a las expectativas, la situación de conflicto no se hace esperar.

Al nacer en un grupo social nos encontramos con que la norma ya existe y determina roles, status y conductas; debemos adaptarnos a ella para ser considerados integrantes de ese grupo.

Así como la vida no es posible de entender sin una explicación de lo genético, como mecanismo rector de los procesos bioquímicos y fisiológicos que permiten su transcurso y su permanencia, así también la naturaleza humana no es posible de ser explicada sin la transmisión de lo normativo, simbólicamente, en forma verbal o no verbal, explícita o tácitamente en un contexto social; se ha dicho que las normas serían algo así como "los genes de la cultura", pues gracias a ellas la cultura se transmite y perdura, a pesar de su variabilidad.

Lo que caracteriza a toda norma social, cualquiera sea su contenido o naturaleza es el sentido de la obligatoriedad con que se impone al individuo y al grupo.

La norma se impone al grupo social a través del individuo, o más bien a través de la consciencia del individuo, a través de la aceptación que su Yo consciente le otorga. De esa manera la norma, las normas, pasan a ser rectores de la conducta de ese Yo a través del proceso gradual y progresivo de socializarnos desde niños. Ellas se incorporan a los aspectos cognitivos del Yo y en él son equivalentes al concepto de valores y creencias, aquí los usaremos indistintamente; es claro que la capacidad de incorporarse al grupo a través de ellas dependerá del grado de evolución o madurez de ese Yo individual, de su salud mental y de la eficiencia de las sanciones sociales sobre el individuo que las transgreda.

Por eso es que las normas, valores o creencias, son variables en las diferentes culturas y por eso mismo es que la unidad social básica, la pareja, que biológicamente existe en forma idéntica en las diferentes culturas, adquiere modalidades distintas, específicas para cada una de ellas. Eso hace posible que el apareamiento, la convivencia biológica se transforme en pareja, evolucione en unión estable, en vínculo, en grados diversos de complejidad y perfeccionamiento según del nivel de desarrollo de cada cultura y no sea una simple atracción hormonal.

Sin la norma la pareja humana seguiría existiendo, pero como una unión transitoria, como resultado como un mero fenómeno de atracción tal vez sostenido por el amor-pasión momentáneamente, pero en todo caso desestructurado y caótico.

Se comprende por qué en culturas de débil o precaria normatividad la unión concubinaria o transitoria, es altamente frecuente, sujeta a normas que son diferentes de las de la unión institucionalizada, la que, por la mayor exigencia normativa, está sometida paradójicamente, a más altos riesgos de conflicto interactivo los que, por sí mismos no significan sino una exigencia de crecimiento a la que muchos, hoy, no están dispuestos.

Si bien, en la pareja la posibilidad de estructuración de un vínculo sólido es mayor, mientras más distante esté de lo caótico que significa la ausencia de normas, mientras menos meramente biológico y efímero sea el encuentro, también es verdad que las exigencias de la norma significan paradójicamente como ya lo dijimos, un más alto riesgo de conflictos y ruptura según nuestro nivel de madurez emocional.

Por eso es difícil afirmar que la pareja se divorcia, porque ha roto toda norma, pues tal vez esa norma no funcionó en ella o, tal vez buscando otra diferente, debieron romperla. Es posible que las mismas normas que en una pareja funcionaron una vez, no se den en otro contexto vital o social y fracase la unión. Podría ser éste el caso de los matrimonios transculturizados.

El problema es de una complejidad creciente, a medida que varían las exigencias de sometimiento a normas y valores en toda la estructura social, cada vez más dinámica y de difícil convivencia en un mundo crítico.

Así, la compenetración de la pareja a sus normas, de la entrega que hagan a ellas, conscientemente o no, en buena medida dependerá la persistencia de su unión.

Cuando en una pareja se presenta un conflicto de normas, valores o creencias, porque ellos provienen de niveles diferentes, de agregados culturales y sociales diferentes e incomunicados entre sí, porque no lograron conciliarlos en el curso de su unión, la ruptura del vínculo es inevitable. O tal vez el vínculo nunca había llegado a estructurarse adecuadamente.

Las normas brotan inseparablemente de la interacción, de lo relacional en el comportamiento social; son necesarias para mantener la cohesión y la vida del grupo, porque esto es urgente y vital para la persistencia de la vida y su evolución.

Ellas encarnan en todos, autores del devenir y del cambio, se expresan en sus personalidades, en su conducta y en su lenguaje, se transmiten en su cultura y sus símbolos; esto nos modela profundamente y a diario.

¿Quién puede hablar entonces de una rígida e invariable estructura del vínculo?

¿Quién puede decir que el vínculo debe ser inmutable, permanente, definitivo, como si el hombre mismo, los valores, la cultura y los símbolos lo fueran?

Si bien el rol y el status siguen a la norma, ésta también se acomoda a ellos en un proceso continuo de intercambio. Es a través del cambio evolutivo del Yo, en su concepto social o en su estructura como entidad psíquica, que este proceso interactivo tiene lugar.

Son las sanciones interiorizadas en la culpa, el ridículo, la crítica social, la sensación de no pertenencia al grupo, a la ley, etc., por una parte, y el misterioso y aún no precisado crecimiento evolutivo por otra, las que en un equilibrio permanente llevarán a través del desarrollo yoico a la pareja, a niveles más alto de relación interpersonal, de humanización.

Es por todo esto, y mucho más, que sosteníamos en el comienzo de esta exposición, que el vínculo posee una homeóstasis y es a su vez, permeable, profundo y trascendente.

V. COMUNICACIÓN, LENGUAJE Y VÍNCULO

Preguntas cruciales nos asaltan cuando tratamos de entender cómo la pareja logra consolidarse a través del lenguaje; cuáles son estos dinamismos comunicativos y cómo cambia esto en el transcurso del tiempo, para bien o para mal.

Recordemos que el vínculo se fundamenta en la capacidad de incorporar la imagen del otro a nivel cognitivo, afectivo y sexual. Cuando algunas corrientes del pensamiento psicológico definen la relación entre un hombre y una mujer como un simple aprendizaje, como un fenómeno de estímulo-respuesta, están olvidando la esencia del proceso comunicativo que es el encuentro del símbolo y el significado entre dos Yo, que se confrontan motivados por una necesidad profunda y vital de compartir que va más allá del deseo, de necesidades biológicas primarias y que sí se relacionan con todo el complejo evolutivo del hombre como persona, como ser en el mundo.

El encuentro de la pareja en el lenguaje, como lo analizaremos más adelante, es la más alta expresión de nuestra mismidad, de nuestro Yo, de una identidad común, de un inconsciente común, buscado en el otro y con el otro para la realización y crecimiento mutuos.

Mencionaremos una definición que nos sea útil y está tomada del libro *Comunicación Humana* de Th. Steimfatt: "la comunicación humana es un proceso mediante el cual se intercambian símbolos mutuamente comprendidos".

Usaremos la palabra proceso no como una secuencia de acontecimientos sucesivos, sino como una interacción continua de un gran número de variables o factores que se afectan mutuamente, produciendo un efecto distinto al que ocurriría si actuaran separadamente.

Proceso, intercambio, símbolos y significado compartidos tienen valor como configuradores, constructos, o estructuras del vínculo.

Podemos comunicar nuestra realidad que es sólo nuestra y podemos comunicarla gracias al símbolo que es codificado, aceptado en acuerdos tácitos o explícitos, trasmitidos por la palabra, percibido por el receptor para transcurrir en él un proceso inverso, ser decodificado y significado según su propia realidad.

La mutua comunicabilidad de esos símbolos hace posible la alimentación continua de nuestro mundo psíquico. En el caso de la pareja la interrupción de este proceso o distorsión intensa y permanente, lleva al aislamiento, la ruptura o la "locura" del vínculo que los une.

El símbolo es el instrumento que nos permite manipular la realidad, aunque ella no esté presente. Esta capacidad evocadora a través del símbolo es propia de los humanos que también la ejercen por medio de objetos simbólicos, muchos de los cuales adquieren valor sólo en el ámbito de lo privado; otros son signo-símbolos, otros meramente signos, esquemas o retratos, etc. Todos ellos pueden representar lo ausente y aún sustituir la realidad en pensamientos y sustituir el acto mismo: insultamos en lugar de golpear, rompemos el retrato de la amada infiel en lugar de herirla a ella misma, razonamos antes de actuar, aunque algunos frecuentemente lo hacen después; pero el hecho es que el símbolo nos permite manejar la realidad.

Esta capacidad de representar simbólicamente la realidad evocando lo ausente, imaginando el futuro ha permitido al hombre investigar hasta los confines del cosmos, dilatando sin límites el interés por su mundo, pero también nos ha expuesto a los peligros de caminos erráticos y creaciones fantasmagóricas.

Más, a pesar de todo, la capacidad de creación simbólica nos ha hecho humanos; ha establecido una profunda y tajante diferencia entre nuestro mundo psíquico y el de los animales que sólo son capaces de comunicarse por señales o por signos, aunque en algunos casos altamente codificados y complejos.

Así el símbolo y su capacidad de expresarlo y de captarlo, sería consubstancial con lo relacional interhumano.

Lo específico de cada individuo y de la trayectoria de su propio aprendizaje, estaría en el proceso particular de su codificación, sujeto a múltiples variables. Es en el encuentro comunicacional de lo vincular, desde la primera atracción donde tales trayectorias son puestas a prueba con la expresión del signo, la señal y el síntoma hasta culminar con el símbolo mutuamente compartido del Yo y el Tú.

Es como si cada encuentro amoroso de hombre y mujer reprodujera la filogenia de la comunicación, veloz e imperceptiblemente, desde los inicios de la atracción meramente animal, indispensable basamento, hasta la plena realización en el proceso de la comunicación simbólica que lleva a la consolidación del amor en el vínculo.

Postulamos que mientras más altamente simbólica es la comunicación en la díada en sus dos aspectos, codificativo y decodificativo, más altamente humana es y más cercana está de una consolidación estable.

La ruptura comunicativa es por lo mismo una expresión regresiva de lo simbólico, llevada al mero signo o señal, carente de expresión vivencial, profunda y compartida; puede así estructurar la comunicación como un simple código de señales para sobrevivir. Esto suele ocurrir en las parejas que sólo tienen el lenguaje de lo trivial, lo rutinario e impersonal. En la rutina diaria la pérdida del intercambio simbólico, comunicativo y personal, como hábito de vida y relación, es la pérdida de la conexión de dos mundos interiores en sus niveles más profundos que la mera supervivencia.

El poder reconocer ciertos detalles de una situación como signos representativos del total, por un proceso de abstracción y generalización gradual y llegar así a un rudimento de lo que es esencial, ha llevado a través de la evolución al simbolismo y la palabra que la representa, esto es lenguaje.

No es exagerado repetir aquí las palabras de los que han estudiado el tema: *"el lenguaje está dentro de la naturaleza del hombre y no ha sido creado por él, la lengua hunde sus raíces en la biología"*. Por la palabra transmitimos símbolos; esto, en términos neurofisiológicos significa cantidad de energía que se incorpora por los canales sensoriales del receptor, impacta su cerebro, su centros de lenguaje y audición, es decodificado, interpretado, analizado y captado con un significado personal.

Esto quiere decir que en la comunicación no transmitimos significados, pues estos están en el receptor, son propios de su mundo, derivados de su experiencia y aprendizaje, de la trayectoria histórico cultural que ha vivido y que vive en ese instante. El significado es, por lo tanto, un concepto fenomenológico y esto quiere decir que está en el campo de la consciencia no en la conducta; la vivencia de la misma nos la da a conocer y exterioriza el lenguaje.

Para que podamos decodificar un símbolo transmitido, es previa una comprensión mutua del mismo, si digo silla, no digo mesa; menciono un objeto con ciertas características que significa algo definido. Pero a ese significado básico agrega el oyente su propio significado que lo incluye en el contexto de la frase total. Alguien dice, con aire violento y autoritario: "siéntate en esa silla, imbécil", el aludido responde: "no me siento en ninguna porquería de silla..."; y le da una patada a la silla. La silla señalada en este diálogo tiene el significado de algo detestable, porque se le ha obligado a sentarse violentamente en ella. Deja de ser un símbolo de un objeto y pasa a ser una señal de humillación (por el gesto metacomunicativo autoritario) y un signo (la silla) que debe ser rechazado, por eso se patea sobre el objeto (paralenguaje).

¿Por qué ha ocurrido una degradación del símbolo al signo y señal? Es por el contexto, por el metalenguaje transmitido por el gesto y el insulto.

Nuestros particulares significados de los símbolos recibidos, o en otras palabras su traducción, está poderosamente interferido por nuestras emociones y nuestra historia y esto es un hecho subjetivo.

La confusión signo-símbolo, su concretización, denota una comunicación alterada. Si una persona reacciona ante un símbolo de una manera similar a la que lo haría ante un signo, objeto o idea que lo representa, habría una distorsión del símbolo. Se produce algo así como una rigidificación, un decaimiento del nivel conceptual a la manera de los casos patológicos de organicidad cerebral, efímeramente.

Un dibujo es un signo, la palabra un símbolo. Si necesito dibujar un caballo para decirlo, estoy actuando como un afásico expresivo. Mi nivel comunicacional ha decaído.

Algo similar ocurre cuando alguien tiene dificultades inhibitorias para expresar verbalmente sus emociones y estas se somatizan impidiéndole hablar y llega a manifestar síntomas del aparato fonatorio. Por ejemplo, una esposa tímida ante un marido violento, paralizante, que le impide expresarse, termina con una disfonía funcional. Tal síntoma expresa una degradación del símbolo "tú no me dejas hablar".

Por eso es que la comunicación implícita simbólica a nivel mínimo es un paso fundamental previo para la comunicación. Si tal cosa no ocurre no hay comunicación, puede haber transmisión de información, que no es lo mismo.

Comunicarse no es una simple transmisión de información. Si transcribo de una cinta magnética a otra no estoy comunicando. Si alguien comunica sin símbolos, es una conducta comunicativa de signos y señales, pero no es simbólica, verdaderamente personal, profunda y vinculante.

Extrapolando también decíamos que el orgasmo en la pareja, si bien es una forma de "lenguaje primitivo" e intensamente comunicativo, quedaría como un mecanismo de E.R., un aprendizaje con una recompensa altamente reforzadora, incapaz "per se" de llevar al vínculo, pues estaría a nivel del signo, señal y síntoma; es el contexto vivencial simbólico el único que puede darle su verdadero sentido vinculante.

Steinfatt establece una diferencia entre la comunicación interpersonal y la personal, que también es interpersonal por cierto, pero a nivel profundo. Por eso habla de significado privado y significado compartido, que prefiere sustituir a los términos de denotativo y connotativo, clásicamente empleados por los comunicólogos. Cito: "Un aumento del significado compartido ayuda al cambio de la comunicación del nivel interpersonal a nivel personal, si las dos personas están dispuestas a comunicarse personalmente".

Existe una exigencia y un riesgo en la comunicación simbólica por ser más altamente evolucionada, telencefalizada, abstracta y sutil, así también es más fácilmente no interpretada en el mismo nivel por el receptor, además de suponer una mayor concordancia con todo el paralenguaje, en el contexto, en las inflexiones de la voz, el gesto, etc.; es decir hay una solicitud de mayor integración en los niveles cognitivos, afectivo y motor.

De ninguna manera sostenemos que la comunicación en la pareja deba ser siempre de alto nivel simbólico. En la rutina de la vida diaria los signos y señales son altamente necesarios como ahorradores de energía y tiempo, sobretodo en la comunicación interpersonal no personal, aún entre los que más se aman.

El predominio de una u otra forma comunicacional es oscilante; parece ser que en el período de la primera atracción y de la conquista todos los procesos comunicacionales se intensifican. Tratamos de presentar una buena comunicación simbólica y cuidamos que sea concordante con nuestro paralenguaje, ya que en tal período es éste quien más se expresa hasta en el brillo de la mirada y es expresión de una intensa estimulación neurohormonal que simultáneamente está ocurriendo.

A medida que transcurre la consolidación amorosa hacia la fase de amor-compañía se producen cambios en la forma y el contenido de la comunicación. Marido y mujer parecen tener su propio código de señales y símbolos, simplificando el nivel comunicacional, enriquecido por verdaderos neologismos afectuosos, buscando expresar lo inexplicable por los términos de uso común en forma íntima y coloquial.

También hay una simplificación en el paralenguaje pasando este último a tener una mayor relevancia. Fenómeno similar al que ocurre en todo proceso de aprendizaje.

Si estas formas automatizadas de diálogo en la pareja no son enriquecidas permanentemente con un nivel paralelo de intercambio simbólico significativos en lo afectivo y cognitivo (ternura), la rutina y los automatismos terminan por llevarlos al tedio. Ésta es una de las motivaciones profundas que suele llevar a las parejas a buscar intercambios comunicacionales en la amistad con otras parejas, lo que suele ser más positivo que la búsqueda individual, necesarias sin duda.

Si no ocurren tales interacciones enriquecedoras y otras a nivel simbólico, dentro o fuera de la díada el vínculo se debilita, no recibe el nutriente de estímulos, cantidad de energía necesaria para mantener activa la imagen introyectada del otro y se metaboliza en el paso del símbolo al significado empobreciéndose.

Toda esta es una modesta hipótesis posiblemente verificable que interesa a todos quienes buscan explorar esa misteriosa tierra de nadie, el vínculo.

Variables Perceptuales de la Comunicación en la Pareja

Si lo central del proceso comunicacional es el intercambio de símbolos mutuamente compartidos, parece obvio que tal intercambio sólo es posible como resultado de la vida social, especialmente en la pareja, donde la proximidad íntima es un requisito ineludible que hace la comunicación esencialmente personal.

En este momento recordaremos algunos aspectos del proceso perceptivo clásicamente reconocidos: nivel fisiológico, nivel del estímulo efectivo, nivel de la acción de lo percibido sobre las vivencias íntimas del receptor, sólo nos interesará ahora algunos aspectos del segundo y el último.

Consideraremos a las variables propias del nivel efectivo del estímulo como extrínsecas al fenómeno relacional del vínculo; y las que se relacionan con la acción sobre las vivencias íntimas del receptor, como propias del proceso de atracción interpersonal, significativamente relacionados con la incorporación de la imagen del interlocutor.

Según Steinfatt nuestra capacidad perceptiva está organizada en unidades globales en las que la emoción, la experiencia vivida, el aprendizaje, nuestra tendencia a identificar estímulos por similitud y proximidad, etc., son todos factores inseparables que funcionan a velocidades difícilmente percibidos de una manera consciente por su cotidianidad y porque estamos inmersos en ella, como lo estamos en todo el contexto sociocultural que sutilmente nos impregna.

Entre los factores propios del nivel efectivo señalaremos nuestra posibilidad de discriminar y reaccionar, nuestra capacidad de adquirir hábitos, es decir, aprender a comunicarnos, ligada estrechamente al concepto de recompensa, a nuestra capacidad predictiva de la conducta del otro y también nuestra capacidad de oír y hacernos escuchar; el tiempo de latencia que transcurre entre la reacción al estímulo y la recompensa sería algo así como: "a mi marido le hablo y no me oye"; esto significa, para el que inició la conversación, "yo ya no le intereso".

Si bien es verdad que aprendemos a comunicarnos y que las recompensas son un refuerzo en tal aprendizaje profundizado con el quehacer diario de la convivencia, también es verdad que el concepto de recompensa puede ser muy amplio y discutible.

Centrar todo el problema de la comunicación en torno al aprendizaje y la recompensa es enfatizar sólo parcialmente, olvidando todo el complejo mundo interno de los participantes; es decir, su mundo subjetivo, fenomenológicamente abordable, pleno de motivaciones, de conflictos neuróticos o no, elementos participantes como variables interferentes y que tienen una explicación más allá del simple mecanismo estímulo-respuesta.

Es importante señalar esto, pues la recompensa es un punto nodal de controversia, ya que mientras los fenomenólogos sostienen que corresponde a una vivencia y por lo mismo al mundo interno, los conductistas lo defienden como una relación patente, observable externamente, que se manifiesta en conducta.

Esta no es una cuestión teórica solamente puesto que trasciende en el concepto de lo que es comunicación y en los aspectos teóricos y prácticos de la relación terapéutica.

Nuestra capacidad de prestar atención a las palabras del otro, aunque sean discordantes con nuestra manera de pensar, la capacidad de hacernos escuchar, de no interrumpir, de razonar los desacuerdos, son factores comunicacionales que no se relacionan con el concepto de recompensa.

Si se planteara todo el problema de la comunicación en la pareja como una cuestión de E.R. podríamos preguntarnos qué ocurre con el vínculo en tales casos: ¿no sería sólo un hábito, un seudo vínculo? Tales seudo vínculos requerirían de un refuerzo continuo a nivel de otras variables que no fuesen las más personales e íntimas del mundo vivencial, personal, sino las del status, el poder y el sexo; tal cosa ocurre frecuentemente en aquellas parejas que tienen un diálogo empobrecido, rutinario y concreto.

Si el hábito comunicacional fuese sólo un aprendizaje en lo meramente interpersonal, sin muchas vinculaciones con lo personal, íntimo y profundo, es decir si fuese pobre en significados que trascendiesen a la vivencia del Yo y sus ideales, débilmente conectados con el mundo del inconsciente, de las imágenes internalizadas, se quedaría sólo en el perimundo, en la superficie, unión sólo al nivel necesario pero sin duda incompleto de los intereses sociales y materiales de la cotidianidad.

Es posible que en nuestra cultura la comunicación esté siendo frecuentemente un hábito que se queda meramente en lo interpersonal y ligado a los intereses sociales y materiales; cuando tal cosa se traslada persistentemente a la relación personal hombre-mujer, la superficialidad del vínculo se hace manifiesta.

El aspecto simbólico a nivel personal es capaz de llenar este vacío; esto demuestra que es la capacidad de ser simbólica, de representar lo que no está presente, lo que llamaríamos la "magia de la palabra" y no la inmediatez del refuerzo gratificador placentero "per se", lo que tiene mayor importancia.

Es obvio que los niveles de profundidad que puede alcanzar la comunicación determina el grado vincular. Si vamos más allá del mecanismo E.R. y la recompensa inmediata debemos referirnos a otros aspectos, sin dejar de sostener que todo se relaciona con todo, y que es imposible abarcarlo todo en una sola mirada que incluya todas las variables.

Por ejemplo, nuestra capacidad selectiva del estímulo, o nivel del estímulo efectivo, se rige por las leyes gestálticas de figura y fondo. Las figuras emergen del fondo por acción de nuestra atención selectiva. Lo que para unos es significativo y tiene un valor, para otros pasa desapercibido, aunque la estimulación (nivel fisiológico) sea la misma. En cada uno de nosotros existe un nivel de alerta específico para determinados estímulos que son cambiantes según las motivaciones, el estado fisiológico, el ritmo circadiano, las condiciones físicas del ambiente, el contexto social, etc., factores todos determinantes en el hacer resaltar la figura sobre el fondo.

Así, nos puede ocurrir frente a una persona que nunca antes tuvo para nosotros significación perceptiva, que en un momento ésta varíe, como consecuencia de alguno o varios de los factores señalados y en cierta forma esa figura llegue a resultar atractiva. ¿Acaso no es éste el fenómeno del flechazo amoroso si tal cosa ocurre en un contexto emocional y neurofisiológico intensamente energético?

Una atención selectiva vuelta hacia adentro, hacia nuestro pensar en lo percibido por ejemplo, más que a su secuencia, es capaz de alterar el ritmo de la comunicación: "me oyes, pero no me escuchas, pareces pensando en otra cosa, como si estuvieras pensando en lo que tú quieres decir, sin escucharme...", son reclamos frecuentes en una mala comunicación.

Todo esto quiere decir que hay una selectividad de lo percibido, por factores que van desde el mundo externo hasta el mundo íntimo de nuestras vivencias conscientes y aún más profundas, capaces de interferir en el juego gestáltico de figura y fondo. ¿Quién podría decir de una noche de sueños y pesadillas tormentosas no altere la selectividad de las percepciones al día siguiente y por horas? ¿No existe acaso una dinámica propia y enigmática del inconsciente? Los fenómenos hipnóticos y el psicoanálisis demuestran que sí existe.

La selectividad de la percepción puede hacer cobrar un valor de figura a una persona sobre un fondo hasta entonces rutinario; un detalle de la vestimenta, un gesto, una expresión, un olor incluso; conectándolo con experiencias, señales, valores altamente significativos y que en un momento no han sido conscientes, y tal vez ni siquiera preconscientes. ¿Acaso no vemos esto claramente en la clínica cuando nos enfrentamos a los procesos del stress posttraumático, por ejemplo?

Si tal selectividad facilita el diálogo entonces empezaríamos a escuchar, no sólo a oír, las palabras escuchadas cobrarán un significado diferente al habitual al configurarse en nuestro mundo de percepciones una imagen nueva de la persona emisora del mensaje; responderemos con un refuerzo positivo, una señal de asentimiento, una sonrisa, etc. Se inicia así un círculo positivo de interacción, un intercambio comunicativo.

La aceptación de los mensajes del emisor (en un diálogo todos somos emisores y receptores) va aumentando hasta un punto que nos hace difícil separar el valor de esos mensajes del grado de simpatía que nos despierte el emisor y esto es por un principio de la percepción que ha podido ser experimentalmente comprobado: el significado de lo escuchado tiende a ser asimilado según lo agradable que nos sea su fuente.

El grado de aceptación del mensaje y de la persona que los emite también está en estrecha relación con otro factor y éste es la capacidad de emitir juicios objetivos, libres de estereotipos o de prejuicios. En otras palabras nuestra aceptación o el grado de atracción interpersonal dependerá de este factor que se podría definir como nuestra libertad para separar selectivamente al individuo del concepto apriorístico que tengamos sobre un grupo, clase social, raza, credo político, etc. "Piense por lo que observa y no por lo que crea que significa lo que observa", debiera ser la norma de comienzo de una relación comunicacional, objetiva, desprejuiciada, capaz de avanzar a niveles personales (Simmel, G. *Sociología*).

Estamos ya en el terreno de la atracción interpersonal, variable que se relaciona con los procesos más intrínsecos, aquí definidos operativamente del fenómeno comunicacional. Esta atracción interpersonal es una situación compleja que antes se creía relacionada con un fenómeno de "halo" o "ángel" o "química", términos que nada nos decían sobre lo íntimo del asunto, pero que poetas y escritores han sabido expresar magníficamente.

La atracción interpersonal se relaciona directamente con la percepción consciente y subliminal que tenemos del otro y del mundo que nos rodea, del contexto. Sin darnos cuenta que somos capaces de percibir más de lo que queremos percibir, y de distorsionar más lo que vemos a pesar de lo muy objetivos que creamos ser. Nuestras percepciones están filtradas por motivaciones, valores, conceptos, intereses, etc., presentes a diferentes niveles de consciencia y oscilantes, haciendo variar también la selectividad y la aceptación o búsqueda de una gratificación en una relación. Como decía el gran hipnotista Erickson: "nuestros pequeños trances de cada día son determinantes en la percepción de la realidad".

Una persona de elevado status económico, de notorio poder político, una luminaria del cine o de la tv, cualquier personaje encumbrado por las artimañas propagandísticas de nuestra sociedad de consumo, suele ser aceptado, oído y recompensado más fácilmente si el receptor está influenciado por esos valores y si la relación se da en un contexto vivencial y neurofisiológico que favorezca los mecanismos gestálticos.

Clínicamente tenemos ejemplos de lo que ocurre con las personalidades histéricas que todo lo disocian y dramatizan, con los débiles mentales superiores o con las personalidades borderlines o psicopáticas muchas veces difícilmente reconocibles, porque están en todas partes, en el poder, en los medios de comunicación, en los grandes negocios, etc. y que discriminan pobremente entre los valores auténticos y los superfluos aún de su propia conveniencia; en las personalidad narcisistas exhibicionistas que viven sólo para su lucimiento personal y en los dependientes y necesitados de héroes a los que se aferran; todos ellos son personajes de habitual encuentro, en los que la superficialidad comunicativa es tan notoria como inconsistente. La comunicabilidad rápida y fugaz, a veces deslumbrante de sus mensajes contrasta con la pobreza de su contenido. Es posible observar que algunos vínculos afectivos de pareja tienen esos caracteres. ¿Podríamos llamarlos auténticamente vínculos, en toda su acepción? No podemos extrañarnos por esto mismo la alta tasa de fracasos conyugales en continuo aumento, pues la distorsión comunicativa es un factor más de los muchos que intervienen en todo el proceso de la ruptura y el divorcio, incluso desde el primer momento de la atracción.

La importancia de la atracción interpersonal ha sido sobrevalorada en nuestras costumbres sociales, por la propaganda, por los medios audiovisuales, hasta tal punto que constituye un arma de doble filo como elemento distorsionador en la elección de pareja. Hay estereotipos de mujer y de hombre de los que es difícil librarse y que son efectos de estos y de otros factores, decisivos en el error de apreciación del otro.

También es importante mencionar otro factor muy relacionado con el de la selectividad y simpatía, me refiero a la ambigüedad, término tomado del conductismo que se refiere a la gran cantidad de estímulos contrapuestos coexistiendo en el proceso comunicacional.

Se sostiene que no habría ambigüedad si pudiéramos determinar la relación exacta entre un estímulo y una respuesta; a mayor ambigüedad es necesario un mayor reforzamiento del aprendizaje en la comunicación.

El concepto de ambigüedad de estímulos tiene su equivalencia en el plano fenomenológico en la ambigüedad de los afectos de los integrantes; en la sobre estimulación que el contexto social proporciona en el plano del erotismo y la competitividad sexual; en la sobre valoración que nuestra sociedad concede al status y al poder: son como "cantos de sirena" que nos hacen fácilmente perder el rumbo.

La ambigüedad nos hace inconsistentes, inestables y superficiales a nosotros y nuestras comunicaciones dificultando que sean más personales y auténticas. Tal perturbación comunicativa suele facilitar la interferencia de las alteraciones caracterológicas, las que a su vez perturban el proceso comunicacional, como lo veremos a propósito de la crisis y la ruptura de la pareja.

En el plano vivencial nadie puede soportar una situación comunicativa ambigua indefinidamente, pues lo llevaría a un plano de agotamiento o seudo vínculo cuya solución suele equivocadamente buscarse en el actuar fuera de la díada con manifestaciones evasivas que van desde la infidelidad hasta las drogas, el trabajo compulsivo y la depresión con todo su cortejo dramático de somatizaciones. La actuación de la ambigüedad dentro de la díada conduce fácilmente a la violencia.

La solución parece encontrarse en una revisión y rectificación permanentes del proceso comunicativo en sus tres niveles, afectivo, cognitivo y sexual, que la pareja debe aprender y revisar con mayor frecuencia y preocupación que la que invierte en cuidar su dentadura o su automóvil, como ocurre en nuestra cultura consumista.

La Dinámica del Proceso Comunicativo en la Pareja

Cuando una pareja tiene diferencias de opinión sobre algún asunto lo habitual es que expongan sus puntos de vista, lo discutan. Tal proceso comunicacional puede tener diferentes formas de manifestarse, desde un simple diálogo amistoso y tranquilo hasta una pelea que desemboque en una trifulca mayúscula; pero en esencia el proceso comunicacional es el mismo, como veremos:

A dice algo a B que éste interpreta o analiza según el significado que le da a las palabras de A, tal significado está determinado por:

1. La definición de las palabras que cualquier extraño podría entender y que tiene un significado universal;

2. El significado particular, que por su historia personal B le agrega o asigna a esa palabra y que también tiene que ver, a su vez con lo que ya antes por otros diálogos entre ellos, en forma tácita generalmente, se ha acordado significar;

3. La situación del contexto en que esas palabras se pronuncian, contexto de la estructura de la frase y de las circunstancias y oportunidad en que se pronuncian;

4. El estado anímico de A y de B que determina la calidad del mensaje, la aceptación y receptividad que se exterioriza en el metalenguaje y en las forma no verbales de la comunicación.

Una vez que B atribuye a las palabras de A un significado, lo que dijo A ya no es lo mismo que inicialmente pronunciara, sino que se modificó en el interior de B y por lo mismo su respuesta no será la que daría cualquiera otra persona y el símbolo, el mensaje de retorno, trae una modificación producida por el significado que B, producto de sus vivencias, de su visión particular del mensaje que recibiera de A, le confiere.

Ocurre en el interior de A y de B la parte más importante del proceso comunicativo, el que se refiere a la relación entre símbolo y significado; si ésta es coincidente con la parte metacomunicacional, el metalenguaje, el intercambio comunicacional se habrá producido. Dicho en otras palabras, el mensaje transmite un contenido de símbolos, una información, pero también transmite una forma de relación entre A y B, expresado por el paralenguaje de los gestos, el tono de la voz, el ritmo, etc., que las palabras escuetamente, por sí solas no podrían transmitir; este metamensaje expresa cómo debe entenderse lo que ha transmitido y por eso mismo una metacomunicación.

La coincidencia comunicacional y metacomunicacional hace que el mensaje sea entendido y se le asigne un significado, el que a su vez está implícito en el proceso decodificador y en todo el contexto de las vivencias y emociones que acompañan al significado y que, ciertamente, lo determinan.

Son dos órdenes de fenómenos que coinciden en el mundo subjetivo, a pesar que tienen su origen en un fenómeno relacional, en un intercambio.

La imbricación de los planos cognitivos, emocional y motor en el proceso comunicativo y metacomunicativo hace que el compromiso de cada participante sea mayor mientras más personal sea el intercambio comunicativo.

Es obvio que no existe un intercambio más personal que el que puede ocurrir en una relación de pareja, aunque éste suceda en términos de lo negativo e inaceptable y lleve a la ruptura.

Es fácil que un intercambio de tal naturaleza, por la cotidianidad y velocidad que habitualmente adquiere, pueda producir una falta de coincidencia en los planos comunicacional y metacomunicacional con una mayor frecuencia que cualesquiera otras.

Se presenta de nuevo una paradoja; el riesgo de disfunciones y rupturas, alteraciones y conflictos, parece ser más altos mientras más complejos son los dinamismos que nos harían esperar una mayor eficiencia funcional.

Sólo los múltiples dinamismos de enlace vincular a nivel del proceso comunicativo, como son las recompensas esperadas, el deseo y la necesidad profunda y vital de recibir estímulos indispensables para sobrevivir, el encuentro con nosotros mismos, con nuestros ideales yóicos, con nuestros objetos internalizados, etc., permiten soportar todas las zozobras y altibajos de un proceso comunicacional.

La tremenda fuerza pulsional del complejo proceso de la atracción interpersonal desde su profundidad biológica en los primeros encuentros, en un contexto social, parece necesario y suficiente para neutralizar la ansiedad despertada por el temor de un posible rechazo; así es aún en las personalidades más esquizotímicas o paranoídeas, que naturalmente por su intensidad, no estén dentro de lo patológico.

Más adelante, cuando la relación tiende a estabilizarse el intercambio simbólico se centra a través del lenguaje en la imagen del Sí mismo. Conocerse es el tema central de la relación comunicativa, proceso que está compuesto de una serie de rituales presentacionales en los que cada uno busca exponer lo mejor de sí, esmerándose por mostrar los buenos objetos internos y suprimir los negativos.

En esta fase en cada uno se suscita una mayor integración de sus niveles afectivos, cognitivo y motor del S.N. Se produce un verdadero remezón energético del sistema neuroendocrino (Dopamina, oxitocina) que se hace evidente en un estado eufórico de plenitud y salud; a los enamorados les cambia hasta el modo de andar. Todo ello al servicio de una exigencia más alta de comunicación en presencia del objeto amoroso.

Si bien, la conducta comunicativa es la resultante integrada de estos tres niveles, como ya lo hemos enfatizado desde el comienzo, es indispensable por razones metodológica circunscribirnos ahora a lo cognitivo, las creencias, que está estrechamente vinculado a las normas y valores en el nivel sociológico.

Mahoney refiriéndose a las creencias dice: "(...) es más fácil lograr una definición de antimateria que de creencia.

Consecuentemente sobre la primera se puede hablar científicamente, en tanto que la segunda debe permanecer en el atolladero de la metafísica".

Las creencias se consolidan en torno a emociones, a estados internos y en el aprendizaje de informaciones y experiencias, se retienen gracias a la memoria y se modifican por la percepción selectiva, consciente e inconsciente, así resulta una actitud que es una organización de creencias.

Por eso mismo es que hay un predominio importante de lo emotivo en el fundamento de las creencias; se cree lo que conviene o se quiere creer, según nuestras necesidades, temores o culpas. Es una forma de racionalizar nuestra conducta; como sostuvo Paul Bourget: "Cuando no se vive como se piensa, se termina por pensar como se vive".

Las creencias son un medio para organizar la información que recibimos en la interacción; aceptamos aquello que nos es más grato o está de acuerdo con nuestra manera de pensar o nuestras creencias. Es decir éstas nos permiten retener y procesar selectivamente, egosintónicamente la información recibida permanentemente del medio sociocultural. Llegando así a estructurar una visión del mundo y de su Sí mismo.

En una pareja que recién empieza a conocerse, las creencias, normas y valores de cada cual son elementos importantes en la aceptación o rechazo, es decir en su actitud hacia el otro; situación interactiva que es definitorio para el futuro de esa relación.

Las creencias cumplen una función homeostática (de balance y equilibrio) de ajuste a la realidad, de defensa de nuestros valores éticos o morales, de conocimiento y defensa de nuestra estructura yoica. ¿A qué vínculo podrán aspirar aquellos cuyas creencias o valores sean deficitarios, inconsistentes pero que buscan (como es natural), muy ansiosamente, compartir y ser amados?

El Yo y las Creencias

Las relaciones entre el Yo y las creencias se darían en la que se ha denominado "la tierra de nadie", como interacciones transaccionales, en las que ambos componentes son objeto y sujeto de mutuas influencias, dependiendo del contexto biográfico y social.

El Yo se organizó y funciona como resultado de una necesidad imperativa de supervivencia y bajo el influjo del medio sociocultural e incluso físico, en el que el ser humano ha debido subsistir, sobrevivir. Ha sido un proceso gradual y sostenido; sin la contribución básica del S.N., su desarrollo y lo genético no sería posible superar las etapas de su formación que van desde el Proto-Sí mismo (conciencia de lo corporal), el Sí mismo central y el Sí mismo autobiográfico, tres niveles de la consciencia del Yo, según Antonio Damasio.

Por otra parte, el Yo debe barajar las presiones pulsionales instintivas que brotan de lo hondo de las exigencias biológicas adecuándolas a las necesidades y limitaciones que la vida social impone; todo esto ha sido detenidamente investigado por el psicoanálisis.

Por razones didáctico prácticas no abordaremos extensamente la fundamental distinción entre el Yo y el Self, concepto de central importancia para la comprensión de los fenómenos de relación a nivel preconsciente, con los objetos significativamente afectivos que incorporamos a nuestra mente.

Mencionamos ahora el término Self como equivalente al sí mismo porque los fenómenos de identificación, de relación con el objeto amoroso, la imagen de sí mismo, la autoestimación, el autoconcepto, etc. son temas de mucho interés para la comprensión del proceso de comunicación y estructuración del vínculo en la pareja.

Mc Donald señala en el libro *The Psychoanalitic Concept of the Self* que: "Hay dos términos que definir, el Self y la representación del Self. El Self es un término descriptivo que se refiere a la persona total, incluyendo tanto la mente como el cuerpo. Es un concepto de sentido común, el cual contrasta al individuo de los otros, a quienes por una extraña razón, nosotros damos el desnaturalizado rótulo de objetos". La representación del Self es un concepto metapsicológico que se refiere a las inconscientes, preconsciente y conscientes representaciones endopsíquicas del cuerpo y el Self mental en el sistema del ego. En esta definición la representación del Self retrata a la persona como a sí mismo se concibe, tanto consciente como inconscientemente.

La representación del Self incluiría según este enfoque, una forma de creencias, que se refieren al autoconcepto, la autoimagen y la valoración emocional de esa autoimagen que es la autoestima. Equivale a lo que en la concepción junguiana llamamos Ego, que ciertamente no es el Yo.

Algunos autores de distintas corrientes de pensamiento engloban todo esto como Yo o identidad del Yo.

Todas estas creencias sobre el Sí mismo, Self o Yo, o como quiera operativamente llamárselas, son las que entran en acción en el proceso comunicacional, en la interacción de dos seres que se interesan mutuamente, razón por la cual nos hemos detenido en revisarlas.

La captación de la imagen del interlocutor es un fenómeno global, mientras más conciente, global e integrada sea, más completa y válidamente significativa resultará como imagen.

Este fenómeno global en el que los mecanismos perceptivos y gestálticos, a los que nos referimos anteriormente, tienen una función decisiva y determinante del funcionamiento del proceso comunicacional en este nivel, tanto como la adecuada estructuración del Self.

Para los efectos de la dinámica comunicativa la imagen del otro es un símbolo codificado de diversa manera, según como nos presentemos en la interacción y decodificado en el receptor según el significado que éste le confiera.

En la comunicación interpersonal-personal la representación del Self del receptor, se confronta, se "pone a prueba", en un intercambio a niveles cognitivos y emocionales con la representación del Self que lograr transmitir el emisor.

Las diversas creencias, normas o valores, no sólo sobre la identidad yoica si no también el conjunto de ellas a diversos niveles de profundidad y compromiso con la persona total, sirven como mecanismos adaptativos o "amortiguadores" que filtran o procesan información sobre la imagen del otro, haciendo que el proceso de decodificación, de atribución de un significado o de los muchos significados coincidentes o contradictorios, que una persona nos produzca, sea dinámico, gradual y esté íntimamente relacionado con niveles no conscientes.

Todo es procesado veloz y continuamente a diferentes niveles de consciencia, incluso subliminales, así el proceso vincular se da bajo la tensión o motivación de la curiosidad, del deseo y la atracción sexual y de la necesidad de comunicarse, factores todos siempre presentes en la relación de pareja y que tienen un sustrato neuroendocrino evidente y experimentalmente demostrable.

Todo esto es lenguaje, lenguaje de símbolos, de gestos y señales, de símbolos y emociones; lenguaje, paralenguaje y metalenguaje en un solo y compacto lenguaje, mi Self ante el tuyo.

Esto no debe entenderse como una mera confrontación sino como un intercambio transaccional, una relación interactiva en la que lo energético libidinal consigue la consolidación con el objeto; tal proceso no puede ocurrir solamente en el plano consciente y cognitivo pues tiene repercusiones e implicaciones con los niveles más profundos del funcionamiento mental. Tal cosa demuestra que es acertado llamar "remezón energético" a este nivel del enamoramiento, hecho de observación común. Algo similar se confirma en fenómenos regresivos tales como las fantasías oníricas, las fantasías diurnas, los actos fallidos y la creación poética, frecuentes en los enamorados de todos los tiempos.

El amor, como el soñar, los actos fallidos y el proceso analítico cumplen desde el punto de vista de la dinámica psíquica, el propósito de hacer consciente lo inconsciente. Es, por eso mismo una ocasión placentera de rectificación y crecimiento emocional.

El estado de enamoramiento es la oportunidad para el inconsciente de expresarse en un intento comunicativo que busca interpretar el símbolo que es la imagen total del otro, a través de un intercambio de lenguajes.

Algunas formas de conductas comunicativas, el paralenguaje por ejemplo a veces regresivo, francamente primario y hasta las más sublimes expresiones metafóricas o poéticas muestran contenidos simbólico o directamente en signos y síntomas, como expresión de objetos internos, de la representación del Self y de los ideales yoicos.

El estímulo para este intercambio nace del encuentro, de la atracción interpersonal con la imagen del otro, símbolo al que se busca un significado coincidente con las necesidades de nuestro propio mundo interno. Esa imagen es focalizada, gestálticamente desarticulada, o destacada sobre el fondo del contexto, de acuerdo con los mecanismos perceptivos y motivada por vivencias profundas, muchas de las cuales suelen ser francamente regresivas y se vinculan a necesidades complejas, normales o neuróticas, predominantemente inconscientes o apenas preconscientes que suelen emerger en algunos casos desde niveles pregenitales del desarrollo mental.

Por esto es que, en el fenómeno del enamoramiento hay un lenguaje primario de gestos y emociones; de símbolos a veces francamente neologistas que buscan configurar en el consciente o en el nivel mente-cuerpo donde se gesta la consciencia de lo vivido la "fusión" con la imagen del otro mediante una relación de esos símbolos y significados mutuamente aceptados. En esto se puede llegar a algo así como a un "inconsciente compartido o común", cuando el reforzamiento continuo del encuentro, de lo cognitivo, lo afectivo y lo sexual logra la internalización, la incorporación del otro.

Así, el lenguaje del amor es "sui géneris" para cada pareja, pues busca en él la expresión de lo profundo y coincidente que resuelve la necesidad vital de compartir.

El sentimiento del amor tan difícilmente conceptualizable vehiculiza lo inconsciente y lo preconsciente, los contenidos reprimidos, a través del lenguaje siguiendo para expresar cómo te siento, cómo te incorporo a mí, cómo busco identificarme con tu imagen que es como un símbolo al que le doy un significado. La presencia de uno frente al otro y el disfrute de la interacción continua por todos los estímulos que se intercambian, constituyen refuerzos buscados persistentemente, con una intensa carga emocional. Por tanto, se dice que el "objeto", el otro, ha sido catectizado, sobrecargado de energía libidinal, energía que sin duda es psíquica pero que tiene algún sustrato biológico y en alguna forma es energía nerviosa y, seguramente, por lo mismo algún día le será descubierto su correlato neurofisiológico; es decir, cual es la forma como esa energía se genera, distribuye y estructura como basamento metabólico necesario, como ocurre en todo fenómeno de nuestro mundo biológico para, la expresión del ser como persona.

El vínculo hombre-mujer sería entonces, en el nivel del lenguaje, la conexión estructurada entre "tu mismidad" introyectada como símbolo y "la mía propia". Tal relación tiene un significado particular para cada mundo personal, pues está cargada de un valor, una emoción y un compromiso, incluso motor, específicos para cada uno y que determinan toda una constelación en la que entran en juego una serie de variables apoyando, configurando significados, conectando símbolos.

Esto implica un compromiso total de transmisor y receptor, entre ellos y de cada uno de ellos en su propio mundo, desde los niveles inconsciente, preconscientes hasta lo cognitivo, afectivo y motor, que son las tres grandes áreas funcionales de nuestro S.N.; en tal compromiso hay regresiones a experiencias y recuerdos de etapas infantiles de desarrollo en las que vivimos las relaciones con el objeto amoroso primario muchas veces en forma parcial y también hay procesos de integración a niveles más totales y progresivos de autonomía yoica, todo en un dinamismo complejo, cambiante, rico y frecuentemente imprevisible. En palabras de J. Willi, en la relación de pareja, vemos reproducirse dinamismos comunicativos en conductas que a ratos son regresivos, jugando el cónyuge roles ya superados, o aparentemente ya superados, concomitantemente con niveles de mayor integración, todo en un caleidoscopio que explica las vicisitudes de lo vincular, traducidas en disfunciones comunicativas, o en un "juego colusivo" neurótico (33).

En todo este movimiento de ascenso y descenso de roles, vivencias y conductas subsecuentes a diferentes niveles, el lenguaje expresa ricamente la confrontación de las mismidades yoicas y sus intercambios transaccionales conflictivos, críticos, amenazantes de rupturas o enriquecedoras y consolidantes de la unión.

Este complejo despliegue de toda la gama de los dinamismos normales y patológicos de la interacción se hace presente en los intercambios transaccionales. Para ejemplificarlos analizaremos un tipo de relación en la que uno de ellos es una personalidad narcisista; la imagen que éste transmita será la de alguien necesitando el contacto social admirativo en su alrededor, buscando halago, hablando de sus éxitos, de "sus cosas", de su imagen, etc. Necesitará un interlocutor que lo admire y llene sus expectativas de éxito basadas en su lucimiento y por lo mismo, alguien que complemente su narcisismo, como un ornato y no alguien con el que se "conecte" emocionalmente. Es tan frecuente la patología narcisista en nuestra cultura, aquí y en todo el mundo que autores de prestigio la consideran el mal de nuestro tiempo (léase a Alexander Lowen, *El Narcisismo*).

Quien acepte y busque una relación de pareja con una personalidad narcisista tendrá que aceptar jugar el rol secundario de ser absorbido y usado por él para sus fines narcisista; la imagen que el narcisista transmite sirve a aquellos que siendo inhibidos, esquizoides o francamente esquizotímicos y a su vez también narcisistas, buscan una relación que creen que también les permita expresarse egocéntricamente a través del otro, es lo que llamamos narcisista complementario; colusión destinada al fracaso, ciertamente.

La necesidad incontenible del narcisista de absorber a su cónyuge, como a un objeto de pertenencia, provocará en quien no sea un narcisista complementario un rechazo a su imagen, pues se sentirá como un objeto de uso. Al sentir su identidad absorbida reaccionará no asimilando la imagen del otro, pero si a pesar de todo, el deseo de permanecer unido a él se realiza por otros factores o motivaciones más poderosas como el brillo, el status, la soledad, el sexo, etc., esta unión será sólo transitoria ya que el Self del receptor se sentirá amenazado por la absorción del narcisista y por ende desvalorizado, arriesgando la destrucción de su identidad personal.

La función a la que aspira el narcisista es primitiva y en un solo sentido, a su favor y por esto es una amenaza para la identidad del que no lo es; esto no permitirá una relación vincular enriquecedora y profunda, estable y normal. El lenguaje de ambos, en lo transaccional de sus mismidades, será la manifestación de ese conflicto básico y la ocasión de tomar consciencia de la incompatibilidad irreductible.

Muchas veces esas uniones son profundamente desgraciadas, pues se han hecho sobre la base de un mero atractivo físico o status; enamorados del éxito y del brillo, su relación carece del íntimo y mutuo enlace entre símbolo y significado. En otras palabras, el símbolo narcisista no significa nada para quien no comulgue psíquicamente con esa imagen; mientras el emisor sólo ama la imagen idealizada de sí mismo, el otro, el receptor buscará romper el círculo narcisista a veces infructuosamente.

El narcisista complementario le hará el juego al narcisista emisor, pues a través de él intenta también realizarse; pero tal unión será espúrea ya que el narcisista fálico, el emisor, no permitirá ser utilizado o manejado sutilmente como el complementario lo desea y terminará expulsándolo de su mundo interior.

Ya que el narcisista no tolera la excesiva proximidad, toda unión es para él una amenaza y busca "excorporizarla", según expresión de J. Willi, de sí mismo; se inicia así en las uniones narcisista una larga y dolorosa cadena de malos tratos y rechazos, que se vuelve incurable si además existe un componente sado-masoquista.

El diálogo inicial en estas uniones era: "yo puedo ser grandioso, porque tú me admiras, vs. "yo puedo adorarte, porque tú eres grandioso", y esto le satisfizo a ambos; pero luego se transformará en otro: "tú me absorbes y me tratas de someter, por eso te rechazo", vs. "te obligo y exijo porque ahora eres cruel conmigo y me rechazas" (J. Willi, *La Pareja Humana. Relación y Conflicto*).

El narcisista fálico o complementario terminan así por no poder vincularse auténticamente y en profundidad con nadie que no sea consigo mismo, con su propia imagen, cumpliendo así el mito del que se miró en la fuente y encontró que era el más bello y el único digno de amor, Narciso.

El fracaso en la formación vincular de la relación narcisista es un claro ejemplo del proceso anómalo de la comunicación y la identificación Yo-Tú, que debiera ser normalmente nutricia y enriquecedora.

Esquemas semejantes con severas alteraciones se dan en muchas otras formas de relación hombre-mujer marcadas por rasgos francamente patológicos de personalidad, originados en un aprendizaje neurótico de las primeras relaciones objetales, no resueltas. Muchos son los que inconscientemente buscan en el matrimonio u otra forma de unión una ocasión de encuentro y resolución de sus conflictos no resueltos, no lográndolo por supuesto, sino llegando a una situación difícilmente reversible que el diálogo manifiesta claramente. Tal fracaso ocurre por la rigidez estructural de los componentes, su cronicidad, y el alto consumo energético libidinal que todo esto demanda paralizando así el crecimiento hacia mejores niveles de madurez. Son aquellas que las gentes coloquialmente designan como "caracteres fuertes" pero que de fuertes no tienen nada más que su irritabilidad, intransigencia y egocentrismo.

Creemos así que el lenguaje en sus contenidos y dinamismos, en sus procesos totales, expresa como ningún otro toda la inmensa ductilidad, riqueza y evolutividad de lo vincular.

Los cambios que lo vincular producen en los integrantes de la díada son tan profundos y modificadores de niveles estructurales endopsíquicos que su ruptura llega a provocar un duelo, tan doloroso como el que produce la muerte. Tales rupturas involucran y conmueven los cimientos mismos de los objetos internalizados eróticamente significativos.

El valor de estas postulaciones teóricas se proyecta hacia la comprensión del fenómeno de la incomunicación, el conflicto y el divorcio. Se hace más comprensible esto si se mira como la catabolización de todo un sistema relacional intrapsíquico. Ocurre entonces una verdadera retracción, retirada libidinal del objeto amoroso que fue introyectado pero ya su imagen resultó perturbadora, discordante o disfuncional para quien la asimiló; todo esto llega a manifestarse en síntomas psíquicos y somáticos por el correlato hormonal y neuroquímico que lo acompañan.

Los procesos de duelo que acompañan estas rupturas son a veces más graves que los duelos normales, pues los que integraron una pareja cuando se rompe el vínculo continúan su vida inevitablemente, mas siguen penando en la mente del otro, "porque los muertos que vos matasteis gozan de buena salud" decía don Juan Tenorio; constituyen por esto la causa de graves depresiones crónicas, resistentes a toda terapia.

Lo que en un tiempo fue amor, pasión, deseo, se torna en odio, rechazo; todo muy distinto a lo que ocurre cuando lo amado, de verdad se muere y lo idealizamos, reteniéndolo como una imagen resuelta, sin ambivalencias, e incorporada al recuerdo.

Por eso, la resolución definitiva del amor frustrado no es el odio, sino el olvido y el perdón, a través de la superación del trauma, colocándonos en la visión del otro, en la comprensión de su miseria moral que causó la herida, en su ceguera. Condición necesaria para renacer al amor.

A esto ayudará un repliegamiento, una reflexión, una interiorización de la vida sobre sí misma, que es una opción propia de la evolución humana.

VI. CONFLICTO Y CRISIS EN LA PAREJA

Delimitación del Problema

Estimamos que las características centrales, definitorias, de lo vital en lo humano desde el punto de vista de su psique, son la activa percepción de su realidad, su intencional creatividad y su tendencia al cambio persistente a través de su conducta. Conducta que es la relación con su mundo circundante, el de lo inanimado y el de lo viviente. Sin esto la vida misma no tendría sentido, a lo menos como la concebimos ahora. Tal vez sólo seríamos estímulo y respuesta, como robots. Es el proceso interactivo con el mundo circundante y especialmente con el otro, el objeto persona, lo que da a nuestra psique su verdadera dimensión y nos confiere un sentido existencial que se proyecta y trasciende.

Nuestros procesos psico orgánicos, la integración mente-cerebro, la conducta misma no son básicamente una descarga de tensión orgánica, como Freud lo postulara en un comienzo, sino de búsqueda relacional continua como lo sostiene R. Fairbain retomando las ideas últimas del mismo Freud, su maestro. La conducta no es simplemente una descarga tensional al encuentro del placer que ello provoca, sino la búsqueda del objeto que significa intercambio, crecimiento, superación de la propia mismidad y evolución.

Esto ha permitido que lleguemos a ser los únicos seres de la naturaleza capaces de influir en el desarrollo de nuestro destino, es decir, los únicos que podemos ser actores y co-creadores de nuestro proceso evolutivo a través de la modificación de la realidad por acción de la cultura.

En esta búsqueda del objeto se generan diferentes y hasta contrapuestas posiciones, actitudes o conductas, que son capaces de generar conflictos; así, los orígenes primigenios del conflicto se remontan al nacimiento mismo de la vida humana, tanto el convivir social primitivo como en la lucha y la confrontación por el actual sobrevivir.

Desde los comienzos, durante miles de años, la existencia humana estuvo amenazada de extinción por los intensos cambios ecológicos que sin duda condicionaron en los organismos vivientes actitudes defensivas que los llevaron a unirse entre ellos, a aprender a convivir y comunicarse, a crear instrumentos para su defensa. Así llegamos a tener consciencia de nuestras propias limitaciones en la confrontación, en el conflicto con el otro y con la realidad; la consciencia de nosotros mismos y de la finitud de nuestra vida han sido el alto precio exigido por este trascendental peldaño evolutivo. Esta consciencia de nuestra mismidad y de nuestra muerte nos ha hecho humanos, pero también ha significado el dolor del existir.

¿Qué es Conflicto?

Conflicto es sinónimo de encuentro antagónico de visiones o estructuraciones diferentes sobre una misma realidad; por esto, conflicto significa para la integridad de una relación no siempre una amenaza, ni es equivalente a crisis o ruptura, sino una ocasión de intercambio de posiciones o puntos de vista dispares que, bien manejados, redundarán en un crecimiento evolutivo.

Sin embargo del conflicto mal manejado puede pasarse a la crisis, en forma gradual y a veces tan sutil, como de explosivo suele ser el paso de la crisis a la ruptura. En el transcurrir de una situación a la otra parece haber no sólo un problema de gradientes conductuales perceptibles, sino también un asunto de enfoques y valores, además de estados emotivos que se van gestando intrapsíquicamente, sólo fenomenológicamente vivenciables.

Por ejemplo, nadie amanece un día con la repentina decisión de divorciarse, a menos que ésta se haya gestado progresivamente como consecuencia de imperativos antecedentes que, si bien (si mal) no han sido verbalizados o expuestos en alguna forma, han tenido una incubación gradual intensamente significativa.

Es evidente que gran parte de nuestras habituales comunicaciones no son sino intercambios de opiniones, de intereses o creencias y aunque se hagan en tono agrio no pasan a ser conflictivas ni críticas. Mas, también es evidente que en la diaria convivencia se da frecuentemente la oportunidad para que tales intercambios se encuentren plenamente comprometidos con emociones o núcleos más profundos de nuestra intimidad, sea ésta entendida como estructuras psíquicas que atañen a la personalidad misma, al mundo de nuestras vivencias conscientes o inconscientes, o a nuestros intereses más inconfesables.

En la convivencia conyugal, cuando ya no se trata de simples diferencias de opinión que por último podrían ser olvidadas o sobrepasadas, sino de nuestra mismidad estamos ante un conflicto, es decir, una confrontación a propósito de una diferencia de enfoques después de hacerse personal y profunda, vinculada a lo que estimamos, a lo más íntimo y trascendente.

El conflicto en la pareja suele percibirse como una amenaza a las estructuras vinculares, porque no se trata de una confrontación intrascendente sino un choque de Selfs, de las representaciones de lo más preciado de nosotros mismos, en el que están en juego nuestras propias identidades e ideales yoicos. Cuando tal confrontación compromete la imagen introyectada del otro causando una sensación egodistónica, tendemos a rechazarla; de esta forma puede producirse una mala elaboración del conflicto o su reiterada evitación, lo que llegará a constituir una amenaza de ruptura a través de la crisis.

Dicho de otra manera, las diferencias de opinión, de puntos de vista sobre algo, por importantes que sean, no tienen por qué constituir una crisis en una pareja ni mucho menos una amenaza de ruptura, sino en la medida que sean comprometedoras, en su forma presentacional o en su fondo, de las estructuras y de la dinámica bio-psico-social de lo vincular.

Para aclarar esto intentemos analizar cómo una disfunción sexual, o desavenencias por incongruencias de roles y status pueden provocar un conflicto.

Por ejemplo, desde el ángulo de lo biológico una disfunción sexual conflictiva implicará peligro de crisis sólo en la medida que sea significativa y comprometedora de los niveles vinculares, estructurales y profundos de esa relación. Si el afectado, o ambos, no conceden primordial importancia al hecho, o éste puede ser compensado en otro plano de la relación, será soportable y no constituirá riesgo de ruptura. Sin embargo tal situación conflictiva puede llegar a un punto crítico cuando, comparativamente con otras relaciones sexuales más satisfactorias (extraconyugales por ejemplo) quede en evidencia como una grave y frustrante situación que alcance una magnitud perturbadora, una magnitud crítica por la pasión y la culpa consecuentes.

Este ejemplo significa que, cuando el vínculo en una pareja en su vertiente biológica, ha sido construida sobre una valoración primordial y predominante de esa satisfacción en relación a otros aspectos, psíquicos y sociales; hecho notoriamente frecuente en nuestra cultura y considerado como la norma, la disfunción será crítica, pues afectará la dinámica profunda de esa conformación vincular y de lo considerado por esa pareja como un valor fundamental: el sexo.

Ahora, si lo miramos desde los factores sociológicos en la dinámica de la díada, podríamos decir algo semejante. Cuando es el valor del status y del rol lo que está en juego como lo primordial de la dinámica interactiva en la pareja, el conflicto se centrará como una pugnacidad en torno a esos aspectos.

En otras palabras, una pareja que se mantiene unidad por sólidos enlaces en los otros planos, biológicos e intrapsíquicos, no se verá tan amenazada por una situación de conflicto en los niveles del rol y del status de una manera crítica.

En las parejas sólidamente estructuradas la relación con el objeto introyectado, el otro como imagen intrapsíquica cognitiva, afectiva y sexualmente significativa, constituye lo nodal del vínculo.

Por esto es que los conflictos suscitados por antagonismos sentidos dolorosamente egodistónicos, en la comunicación símbolo-significado del Self, poseen evidente y extrema gravedad. En estos casos sí hay un riesgo de crisis y ruptura, pues el conflicto perturba la integración de un inconsciente común y de la búsqueda del mismo, expresión legítima de la profunda y vital necesidad de compartir, a la que ya nos hemos referido.

Lo que suele coloquialmente llamarse "incompatibilidad de caracteres" es sólo una expresión tras la cual se ocultan toda una gama multicolor de mal precisadas situaciones que van desde lo psicótico, lo psicopático y lo neurótico hasta modos aprendidos disfuncionales de comunicación, de interacción susceptibles de reeducación y tratamiento. No todo en tales casos es caracterológico ni estructural ni es tan incompatible; también hay mucho de consciente egoísmo, de falta de visión, de miedo a la intimidad e inseguridad en la propia imagen por aprendizajes equivocados de lo que es la relación con el otro, etc., etc.

Cierto es, que rasgos caracteriales y situaciones interactivas neuróticas estereotipadas y rígidas que de ello se derivan, tales como el narcisismo patológico, la oralidad voraz, el dominio fálico exhibicionista, la autoreferencia paranoide, el sadismo proveniente de graves anomalías del desarrollo infantil en la etapa anal del mismo, etc., buscarán complemento en un cónyuge igualmente inmaduro, creando así pseudo-vínculos siempre al borde de la crisis, colusiones que suelen alcanzar altos niveles psicopatológicos.

No sólo el carácter es determinante en la forma como cada miembro de la pareja intenta resolver sus conflictos, es comprensible que todo el bagaje de disponibilidades cognitivas, emocionales y biológicas que cada uno posea y el juego interactivo que resulta de ellas, se incluyan en la génesis y la resolución de los conflictos.

Por eso mismo es difícil separar netamente los diferentes niveles o ángulos desde los cuales el conflicto y la crisis suelen presentarse, aunque estas expresiones sean dichas en el sentido claro y preciso que hemos intentado darles.

En la realidad clínica las situaciones que llevan a las parejas a solicitar ayuda profesional son aún más complejas, pues sabemos de la problemática inconsciente que subyace al motivo aparente de consulta y de su repercusión en la conflictiva real; también sabemos que su componente neurótica tiende a la repetición compulsiva y cuán sólidamente está ella estructurada en niveles inabordables o difícilmente conscientizables para los protagonistas, a lo menos en un comienzo.

Además, aunque nuestro enfoque clínico sea habitualmente directo en un diálogo con el consultante, la pareja, no podemos olvidar toda la vinculación que ella tiene en su contexto familiar y social. Sólo si es mirado el conflicto en un contexto conjuntamente como una vivencia y una conducta, integrante en un continuum con la crisis, el cambio y/o la ruptura, en un proceso complejo, se nos hace posible su comprensión, análisis y solución.

Esta pretende ser una visión integrativa del conflicto; no existe contraposición entre sus distintas facetas, pues al considerarlo una vivencia y una conducta, significa que no podrá ser resuelta por técnicas que apunten a sólo uno de estos aspectos; ya que no podremos prescindir de todo el transcurrir íntimo de emociones, recuerdos y fantasías unidas a los objetos internos de nuestro mundo vivencial, como tampoco de las modificaciones de lo interactivo, en la relación del uno con el otro, dentro de un sistema, como una situación bio-psico-social.

Este enfoque multifacético del conflicto conyugal podrá explicarnos el por qué de algunos inesperados éxitos, o de reiteradas recaídas, en la terapias de pareja cuando se logra apuntar a lo nodal del mismo, o cuando se prescinde de la totalidad interactiva de sus factores causales.

Podremos sostener que el conflicto actúa en la generación del vínculo, a través de las sucesivas confrontaciones en el diálogo y la conducta que generan, en un proceso dialéctico continuo, nuevos enlaces y nuevas etapas de estructuración, como una espiral de ascensión interminable.

El conflicto en la pareja tendría así un valor instrumental en el proceso evolutivo del vínculo, un dinamismo más en nuestra progresiva humanización.

Este valor instrumental del conflicto como facilitador del cambio y del vínculo, sólo puede compararse con la tremenda fuerza creativa que posee el amor. Mientras éste brota de Eros, el conflicto se origina de una contraposición con la agresividad.

Agresividad y sexualidad son dos pulsiones o impulsos básicos que coexisten necesaria e inevitablemente en la relación de pareja. Es su mal manejo ambivalente, no definido y confuso, en el mundo interno de los participantes el que suele ser destructivo por la culpa y ansiedad que generan. La agresividad no es por sí misma tanática, ni está vinculada inevitablemente a lo que se ha llamado el "instinto de muerte", concepto cuestionado por amplios sectores del pensamiento psicológico, problema que aquí sólo mencionamos.

No toda agresión es tanática, ni menos para quien la ejerce, sino más bien al servicio o defensa de su propia vida; ni toda muerte tiene su origen en un instinto, sino en el transcurrir físico-químico inexorablemente regido por los procesos de materia y energía que, en los íntimos niveles de lo orgánico se relacionan estrechamente con el envejecimiento coloidal, materia constituyente de lo vivo. Tal inevitable curso no está indudablemente programado desde lo instintivo, que según la clásica definición tiene un fin genética y estereotipadamente establecido para la defensa de la vida, sino que obedece al curso y defensa de lo orgánico, al equilibrio energía-materia.

Agresividad y Conflicto Conyugal

Erróneamente en el lenguaje habitual, agresividad y conflicto son consideradas condiciones o circunstancias antitéticas con el vínculo, negativas para su consolidación. Intentaremos aclarar cómo se presentan ellas en el juego de la relación.

Se dice que "el conflicto resulta de una confrontación de enfoques y actitudes sobre un asunto que interesa a ambos y compromete lo íntimo y profundo de la autoestima y el Self, por ende la imagen del otro en nosotros mismos". Es habitual entonces que nos empeñemos en resolverlos, pongamos energía, echemos hacia adelante buscando convencer, imponernos; en una palabra, intentaremos definir la situación en términos que nos parezcan los más adecuados, justos o convenientes a nuestros intereses, aunque éstos sean inconfesables.

Aunque la confrontación no sea necesariamente vigorosa o activa, exteriorizada en la conducta, la consciencia del antagonismo y la discrepancia es un hecho vivenciado que pertenece al campo fenomenológico; más aún si en sus primarias etapas está fuertemente unida a la emocionalidad, desprovista de contenidos cognitivos en el Yo consciente, es decir se relacione con niveles inconscientes y preconscientes de nuestro mundo interior.

Si el conflicto en algunas circunstancias y dentro de algunas estructuras caracteriales, tiende a permanecer en niveles no conductuales, tarde o temprano se manifestará conductual o somáticamente, empujado por la exigencia de una definición, al parecer determinado por la intensidad del conflicto mismo y por la dinámica diádica específica para cada pareja según su propio sistema interactivo de funcionamiento.

Resulta que la energía necesaria para obtener esta definición brota de la agresividad y sin ella la solución, errada o no, parece imposible de alcanzar.

Este es un concepto central y, por lo mismo, nos detendremos en él. Etimológicamente agresión viene de aggredi (gradus, paso; ad, hacia adelante). Agresión es avance, en contraposición a reggredi, que significa retroceso. De acuerdo con E. Fromm, la palabra se fue generalizando en el sentido de ataque, por su connotación guerrera, ya que en las antiguas contiendas bélicas, cuando la lucha era cuerpo a cuerpo, el avance significaba victoria.

Por esto mismo, habitualmente le damos a la agresión una significación de violencia destructiva, lo que no me parece exacto, pues son dos conceptos diferentes y aquí serán empleados en sentidos también distintos.

Erich Fromm sostiene que: "Si convenimos en llamar agresión a todos los actos que causan o tienen la intención de causar daño a otra persona, animal u objeto inanimado, la distinción más elemental a efectuar entre todos los tipos de impulsos que abarca la categoría de agresión es entre agresión biológicamente adaptativa, favorable a la vida, benigna y agresión biológicamente no adaptativa y maligna".

En esta cita Fromm plantea la agresión en términos de sus efectos, por la conducta y no por la vivencia ni por la apreciación de lo que él llama impulso, que la origina. Parece necesario distinguir entre agresión y agresividad correspondiendo ésta última a la vivencia de ser agresivo, que puede pasar, o no, al acto o la palabra.

La agresión, si bien tiene intenciones de "destruir" algo o alguien, no es necesariamente al otro en la relación de pareja, ni menos en lo personal, sino frecuentemente de cambio, enmienda o rectificación de una situación o actitud que es sentida como displacentera o amenazante.

Mirada desde este ángulo la agresión biológicamente adaptativa, en el plano de los fenómenos relacionales humanos, se homologa al concepto de asertividad, es decir a la defensa adecuada y oportuna de los propios derechos con un sentido constructivo.

La clarificación del concepto parece exigir una mayor precisión de lo que es daño o destrucción. Cuando un padre, por ejemplo, castiga a su hijo y le impone una sanción, con o sin ira, pero siempre con algo íntimo y profundo de desagrado y dolor que se parece más, entre dos extremos, a la ira que a la alegría, más a la agresividad que a ninguna otra vivencia, sin duda que no busca realmente dañarlo y destruirlo, a lo menos conscientemente.

Si una pareja tiene conflictos y discute con calor sobre un asunto, es claro que tampoco desean dañarse, tal vez sólo paralizar al otro, someter a hacer aceptar un punto de vista. En algunos casos puede pasarse imperceptiblemente a una actitud de daño, ira o destrucción que ya nada tiene que ver con la agresividad benigna y que, al servicio de emociones no controladas, brota desde niveles más profundos que lo cognitivo consciente.

Ni aún en las circunstancias mejor manejadas nadie diría que lo conflictivo está presidido por una agradable sensación de paz, alegría y bienestar; más bien parece claro que el tono agresivo es una catalizador necesario que preside el conflicto. Es una agresividad no violenta ni destructiva, sino constructiva, asertiva, al servicio de una posición que se desea defender; en él estamos totalmente comprometidos, aún en el plano de lo fisiológico, por la implicación de los mecanismos neurohormonales que permiten su expresión y en cierto nivel la determinan y la potencian.

Agresividad y conflicto no son necesariamente antitéticos en la estructuración del vínculo sino más bien, elementos integrados en el proceso de cambio; esto no debe sorprendernos, puesto que también en todo el mundo biológico ambos constituyen factores positivos de adaptación y crecimiento.

La Agresividad Benigna y Maligna en el Conflicto en la Pareja

Si confrontamos ambas formas de agresividad diremos que la benigna es adaptativa, nos permite resolver conflictos de supervivencia y generalmente, está en algunos niveles filogenéticamente programada; se desarrolla desde los primeros instantes en la búsqueda del alimento; más tarde en el impulso a cazar, a luchar con denuedo por la subsistencia o como una reacción emocional defensiva, sin ella estaríamos amenazados de perecer.

La maligna en cambio busca la destructividad innecesaria, si bien tiene sus raíces en lo somático, o se expresa a través de mecanismos biológicos y puede vincularse a lo genético, es, al decir de Fromm, exclusivamente humana y socialmente aprendida, pero afortunadamente educable y corregible; las guerras, el fanatismo, el sadismo, la crueldad son sus más demostrativas expresiones; ellas sí es tanática, pero no necesariamente instintiva, suele ser aprendida, condicionada o revertida.

Por ejemplo: el animal es sólo raramente maligno en su agresividad, especialmente con su propia especie; él sólo mata por defensa o por hambre, nunca por placer, como nosotros los humanos; en él la agresividad está al servicio del progreso evolutivo y ordenadamente sometida a éste.

El animal humano (tal vez deberíamos decir el humano animal) en cambio, siendo el más cruel y destructivo de la creación es, paradójicamente el único capaz de crear y alcanzar niveles sublimes de amor y belleza. Quizá el desconocimiento de eso tan paradojal sea lo que nos haga resistirnos a aceptar que alguna forma de agresividad puede sernos útil para vivir y amar, o llevarnos a afirmar que toda agresividad es tanática y que lo tanático se vincula ineludiblemente a un "instinto de muerte".

La agresividad y la conducta agresiva no parecen constituir una entidad unitaria, son más bien facetas o expresiones diversas, con un mismo mecanismo neurofisiológico básico que en el plano de lo psíquico se manifiesta o acompaña de toda una gama de vivencias conscientes o de más profundo nivel, desde cambiantes o modificables hasta genéticamente determinadas, en un paralelismo psicofisiológico mutuamente reforzante.

Lo que ha sido tradicionalmente definido como un impulso agresivo parece estar constituido por diferentes modalidades de expresión, cuya naturaleza psíquica no está aún clara, pero es como un actuar con una intención destructiva de aquello que sentimos una amenaza.

Dicho de una manera coloquial, la agresividad es una conducta activa que intenta quitar del medio al obstáculo para conseguir un propósito. Esto, sin duda, ha creado a través de los milenios las condiciones para el avance, aún a costa de grandes sufrimientos, retrocesos y claudicaciones de otros valores. ¿Si sólo fuese destructiva podríamos sostener esto?

Nos parecería utópico suponer que la agresividad, tal vez a un mismo nivel que el amor o la atracción no sea un ingrediente fundamental en la dinámica en la relación interactiva en toda pareja. El problema reside en que su uso sea asertivamente canalizado, esté bajo el control del Yo, o si se quiere, catectizado, es decir que actuemos constructivamente en la prosecución de nuestros propósitos y en la retirada de los obstáculos que a ella se opone y no de las personas que los sustentan, es decir, en este caso el cónyuge.

Así es posible decir en el lenguaje común, que somos agresivos en crear, en amar, en vivir sin que ello implique una contradicción con el amor a nuestros semejantes y con la necesidad que tenemos de ellos.

Este enfoque es concordante con la visión del conflicto como un hecho normal y necesario para el crecimiento y el cambio. Éste no se dará si no hay empuje, agresividad benigna y creativa, agresividad que destruya lo que sentimos perturbador o negativo en la relación con el otro y que quite de en medio el obstáculo que se opone a la aproximación; agresividad al servicio de la síntesis imprescindible para la elaboración del vínculo.

Si lo nuclear en el manejo del conflicto, desde el punto de vista de su dinamismo es la energía que se involucra en él y lo lleva a su definición, seguramente el destino del mismo estará fuertemente influenciado por la calidad de esta agresividad, por su condición de benigna o maligna, que determine la forma de manejo de lo conflictivo.

Agresividad maligna o conflictos patológicamente llevados, siempre van juntos. El conflicto se volverá patológico si se emplean en él, preponderantemente elementos malignos de agresividad: envidia, odio, descalificación, competencia posesiva, egocentrismo narcisista, etc., todos muy ajenos a lo propiamente maduro, integrativo, yoico y "genital", como se le denomina en la terminología psicoanalítica haciendo referencia a la etapa última del desarrollo libidinal, todo lo cual implicaría madurez en el amor, superación de los sentimientos infantiles pregenitales, ambivalentes, etc.

Siguiendo esta misma línea de análisis diremos que el incompleto desarrollo del Yo y de la consciencia moral (súper Yo), heredera del complejo de Edipo ya resuelto, hacen imposible a un niño menor de 6 años y a muchos adultos que no han superado adecuadamente esa etapa, manejar sus impulsos o deseos y conciliarlos con la realidad, con los legítimos deseos del otro. Por esto decía Freud que el niño pequeño es un "perverso polimorfo"; las investigaciones posteriores le han dado la razón, puesto que la incipiente integración mente-cerebro, a esa edad, imposibilita al niño para una conducta diferente.

Es por todo esto y tal vez por mucho más que, reconocidos autores, han afirmado reiteradamente que quien no ha superado sus conflictos intrapsíquicos pregenitales y edípicos, propios del desarrollo, a lo menos en sus aspectos fundamentales, no está capacitado para una relación afectivasexual satisfactoria, aunque su desarrollo físico parezca decir lo contrario. La realidad clínica de cada día cuando vemos los estrepitosos fracasos en las relaciones de parejas de adolescentes o de personalidades inmaduras parecen demostrarlo.

Si bien el planteamiento básico de esta maduración se hace en la infancia, antes de la pubertad, la adolescencia constituye una segunda oportunidad, un replanteamiento de la problemática libidinal, una nueva ocasión para resolver lo pregenital y lo edípico adecuadamente; ahora complicado o reforzado por las exigencias de la socialización y complicada por todo el estallido natural neuroendocrino y la excesiva estimulación de valores culturales, ciertamente discutibles.

Esto significa que el aprendizaje del amor, la aproximación y vinculación al otro es un complejo proceso en el que lo genético, lo instintivo libidinal, por una parte, y lo aprendido socialmente por otra, se desarrollan interactivamente en una forma progresiva y generalmente zigzagueante y dolorosa, cuando el sistema nervioso está sometido a intensas exigencias de adaptación; no es de extrañar entonces que nuestras estructuras sociales claramente deficitarias en valores y normas maduras generen toda clase de deformaciones caracteriales desde la infancia y adolescencia, hasta serias enfermedades mentales capaces de distorsionar el curso evolutivo de lo vincular.

Muchos adultos jóvenes llevan a un matrimonio temprano toda una conflictiva endopsíquica irresuelta de su adolescencia lo que les perturba el difícil proceso adaptativo de la convivencia conyugal, llevándolos al fracaso. Esto explica el alto índice de divorcios precoces en parejas jóvenes que contrajeron nupcias precipitadamente, impreparadamente, impulsivamente, llevados por no resueltos problemas psíquicos y que luego dejan un reguero de dolor, hijos abandonados y decepción vital.

Además, tenemos la impresión que en esta etapa de nuestra cultura la agresividad maligna está socialmente institucionalizada: el chisme (en la farándula televisiva muy común), el machismo en la discriminación a la mujer, el consumismo exhibicionista y la pornografía son todas expresiones de los residuos pregenitales como ser la oralidad voraz, el narcisismo fálico, el exhibicionismo, etc. Se les venera como valores sociales, se les exhibe e idealiza en los medios de comunicación y así logran provocar deformaciones caracteriales colectivas severas que Fromm ya ha descrito magistralmente en sus obras.

Postulamos que la agresividad benigna, concepto más amplio y consistente que el de asertividad, es la energía necesaria que genera una actitud para resolver los conflictos ya que, al ponerse al servicio del Yo o dicho en términos de su correlato neurofisiológico, al "corticalizarse" permite la acción de los mecanismos cognitivos y de la consciencia normativa, la defensa de la autoestima y de la integridad del Self.

Así, lo que llamamos amor necesita de su aliado, la agresividad benigna pues ambos no son antagónicos; la agresividad maligna por el contrario nos empantana en una situación insolucionable por los anclajes que las atan a emociones primarias (orales, anales, fálicas), que el desarrollo libidinal no completó generalmente por conflictos de la pareja de padres y que el medio ambiente social enfermo continuamente refuerza en muchos niveles.

Con el propósito de facilitar en la práctica clínica o en el manejo de las situaciones de conflicto, intentaremos aquí una sistematización de las diferencias entre unas y otras que nos servirá para establecer un pronóstico y un abordaje terapéutico.

Conflictos Normalmente Manejados

- Presentan un bajo o controlado nivel de manifestaciones agresivas malignas.
- Hay capacidad constructiva de diálogo sobre el conflicto.
- Ausencia de ocultamientos y manipulaciones sobre el asunto y sobre el otro.
- Niveles bajos de rencor y resentimiento. Las naturales reacciones de agresividad por las discrepancias se manejan adecuadamente, con asertividad.
- Escasos o nulos "actings" (actuaciones) como alcohol, infidelidad, fugas, agresiones, etc., u otras formas de evasión que son seudosoluciones o negaciones de lo conflictivo a causa de regresar a niveles no resueltos del desarrollo (sumisión dependiente y pasiva), etc.

Conflictos Anormalmente Manejados

- Explosivos, repetidos e incontrolables; por lo mismo intensamente agresivos, especialmente en forma maligna (odio, envidia, rencor, golpes, etc.).
- Mal manejo comunicativo; tendencia al decaimiento de la relación símbolo-significado compartido, abundancia de manipulaciones verbales y no verbales, culpabilizaciones y mecanismos primarios de defensa (identificaciones proyectivas, negaciones, regresiones, acusaciones fuera de lugar, etc.).
- Tendencia alta y frecuente al "acting", intensamente racionalizadas y justificadas ("la engaño porque ella no me quiere"; "la golpeé porque se lo merece").
- Mayor incidencia de síntomas psíquicos, depresiones larvadas o evidentes, crisis de ansiedad, estallidos psicóticos, enfermedades psicosomáticas. Niveles altos de resentimiento y rencor difícilmente reversibles que terminan en divorcio.

Es en la personalidad y en la sintomatología del carácter o en sus rasgos más definidos donde se manifestarán como en una rígida "cristalización" las perturbaciones del desarrollo ya mencionadas; dinamismos que permanecen como enquistados, coexistiendo con las adquisiciones de un aprendizaje social frecuentemente equivocado y reforzante. Se crea así una estructura multicausal sólo solucionable con una psicoterapia que, en profundidad, apunte a sus orígenes y a sus condicionamientos.

Mientras más precozmente hayan sido adquiridas tales anomalías de la personalidad y del carácter que se traducen en conductas, más fácilmente se manifestarán en la dinámica del conflicto, especialmente en los momentos difíciles de la relación, cuando nuestra unidad mente-cerebro echa mano de lo más antiguamente aprendido, cuando no reacciona gestálticamente separando la figura del fondo y sí lo hace catastróficamente, mal manejando la tensión del stress.

Así el conflicto mal manejado será más frecuente en las personalidades narcisistas, en los borderlines; en las estructuras caracteriales anales, sádicas o masoquistas; en los que tienen importantes núcleos psicóticos necrofílicos, sean estos de origen orgánico o psicógeno, que los hacen proclives a la violencia hasta el homicidio; en las personalidades paranoides destructoras del vínculo a través de los celos y la autoreferencia, en las personalidades esquizoides o esquizotímicas, que sin ser abiertamente psicóticas, tienden al aislamiento improductivo y a la frialdad afectiva; en las personalidades histéricas que disocian la relación y dramatizan las dificultades, "conflictualizando" el conflicto, etc. Todas ellas crean en su entorno un ambiente interactivo de acciones y reacciones que hace difícil la resolución de algo que es y debiera ser fruto natural e inevitable de la convivencia humana: el conflicto.

Todas estas estructuras y modos de funcionamiento mental sobrecargados de dinamismos patológicos atascarán el crecimiento vincular, la formación de lo que se ha denominado "un inconsciente común en la pareja" y provocarán en todos ellos el riesgo de crisis y ruptura.

Parece crucial para las intenciones de quien se interese en los problemas de la pareja, tener un claro concepto de las diferencias y proyecciones que implica la delimitación de lo normal y lo patológico en los modos de resolución del conflicto, así como un conocimiento detenido de los diversos rasgos de la estructura de la personalidad y del carácter de cada diada. Más allá de un enfoque meramente teórico y conceptual, esto se proyectará a la técnica y al pronóstico clínico.

Pareja y Familia. Su Interacción en el Conflicto

No sólo el manejo patológico que la pareja haga del conflicto puede llevarla a la crisis y ruptura sino que también es posible considerar el problema interactivamente, en un sistema, en un entorno familiar y social, ineludible.

Se puede sostener que no hay parejas conflictiva sin antecedentes de familias conflictivas; pareja e hijos llegan a ser una unidad (familia nuclear); ellos intercambian toda clase de transacciones, comunicaciones, afectos, cosas materiales e inmateriales, a distintos niveles de percepción en un sistema que normalmente tiene las características de ser altamente permeable y homeostático.

Tales características afectan a los miembros del sistema tanto como al sistema mismo en su globalidad y hacen que el conflicto no pueda permanecer encapsulado por mucho tiempo dentro de la pareja, a menos que sus componentes sean altamente distantes (¿esquizoides?), lo que sería por sí mismo patogénico para ellos y para el sistema familiar. En un caso tal, la contaminación se haría por medio de dinamismos tan anómalos como el "doble vínculo" o doble mensaje de la comunicación, gravemente esquizofrenogénico, como lo ha demostrado la escuela de Palo Alto, California, o por otros mecanismos de transmisión del contenido y las emociones de lo conflictivo como son los "actings" de variada intensidad y gravedad (seducciones, violencias, abandonos) o la búsqueda de un "chivo emisario" al que se carga con toda la culpa y ansiedad. Todos estos procesos han sido analizados detenidamente en los estudios especializados (léanse a Bateson, Jackson, Watzlawick, Minuchin, etc.).

Por ser la diada una unidad social primaria y un sistema interactivo en sí mismo, está abierto (permeable) a los otros sistemas de todo

La Estructuración Del Vínculo En La Pareja Humana

el contexto sociocultural y socieconómico; en este sistema la consecución de un punto de equilibrio interno y su preservación (homeóstasis) suele ser abruptamente interferido por el conflicto de la pareja.

De esta confrontación brota también el crecimiento, el cambio o la ruptura, en un complejo mecanismo de interacción entre el sistema familiar y lo que podríamos llamar el subsistema pareja incluido en él.

Son procesos de acción y reacción, como se ve en todo el mundo físico y en el entorno biológico, pero ahora en una versión distinta, enriquecida y compleja sin límites, por la presencia de lo inter e intrapersonal que es esencial y definitorio.

Soslayar toda la dinámica interactiva entre el conflicto de la pareja y su entorno familiar y social es intentar negar la pareja, la familia y la sociedad como un sistema; sea esto por una incapacidad del observador para formular una semiología de lo patológico del conflicto como una defensa contratransferencial, intrapsíquica que le impide reconocer las emociones dolorosas de su propio pasado.

Hemos sostenido que cualquiera relación interactiva en la que se confronte importantes posiciones puede llegar a ser sentida como una amenaza para los aspectos dinámicos y estructurales del Self. El riesgo de conflicto a un nivel crítico existe cuando del significado de lo percibido en una relación a través del símbolo de la comunicación implica un estímulo en pugna con nuestras "creencias"; éstas se basan sobre valores o sobre necesidades conscientes o inconscientes que apreciamos como centrales para nuestra autoestima para nuestra visión adaptativa del mundo, es decir, para nuestro Self total o representación del mismo.

Mientras más opuestos, controversiales y frustrantes sean los enfoques de cada uno, mientras más dispares, inestables o deficientemente organizados estén sus Self, o los aspectos estructurales del Yo que lo representan en una determinada situación de confrontación, más altamente probable es el estallido de una situación conflictiva crítica la que se manifestará clínicamente como ansiedad, agresividad, disfunciones comunicativas y sexuales, aislamiento, trastornos de conducta, etc., etc.

Tales deficientes estructuraciones o transitorias disfunciones son, a su vez, las resultantes de muchas otras variables que van desde lo genético a lo aprendido, a través de múltiples, reiteradas y frecuentemente ineludibles experiencias vitales que lograron condicionar desde pequeños un aprendizaje equivocado sobre el cómo resolver y enfrentar la vida.

En un intento para encontrar esquemas de referencia que nos permitan un manejo de estos aspectos en la clínica, se ha planteado el concepto de *potencialidad conflictiva*. Son factores constituyentes de esta potencialidad conflictiva la personalidad, la cognición que cada uno posea de su mundo, las dificultades y aprendizajes que hayan vivido o estén viviendo en su grupo familiar y la forma como las resolvieron, esto equivaldría a la llamada capacidad integradora y resolutiva del Yo.

En la pareja tal potencialidad será más alta cuando sus miembros tengan personalidades mal estructuradas o con un funcionamiento intrapsíquico conflictivo, cuando el conocimiento de su mundo circundante se haya también distorsionado por bajos niveles socioculturales o intelectuales, por creencias prejuiciadas sobre sí mismos, o sobre lo que les rodea; los que han estado sometidos a dificultades estresantes reales como la pobreza crónica o la violencia intrafamiliar llevan en su aparato mental y neurofisiológico un potencial conflictivo de tolerancia mínima.

Estimamos que todos los aspectos o variables señalados pueden ser cuantificados o a lo menos apreciados clínicamente, con una intención proyectiva en los que intentan unirse en parejas conyugales y están dudosos sobre la futura relación. En terapia puede sugerirse cambios u ofrecer un entrenamiento que mejore el nivel de potencialidad conflictiva, o a lo menos tomar consciencia, de los riesgos que los sentimientos egoistónicos de cada uno y su amenaza para el vínculo. Ignorar esta egodistonía puede arriesgarnos a la posibilidad de un conflicto cuando pase el entusiasmo de los primeros encuentros.

Esto explica muchas rupturas violentas o actitudes inesperadas o inexplicables para el observador inexperto. Es imposible saber cuándo y en qué magnitud un conflicto arrastrado crónicamente, aprendido desde niño en su manejo, se hará manifiesto en actos o lenguajes, a menos que se ventile su origen oportunamente. De ahí la necesidad de conocerse mutuamente en su trayectoria personal.

Cuando la tendencia a la actuación (acting) sustituye al lenguaje verbal ocurre que el cónyuge más afectado por la tensión del conflicto realiza actos compulsivamente destructores de la relación (actos fallidos inconscientes) que permiten por último al otro informarse. Por ejemplo un marido infiel que no se atreve hablar de sus frustraciones porque teme una ruptura, puede dejar huellas o rastros evidentes de su conducta que hagan imposible al otro no darse cuenta, o también otras formas encubiertas de expresar el descontento. Todo esto tiene su origen en una actitud erróneamente aprendida, generalmente desde niño, de no expresar los desacuerdos porque vivió en un hogar donde estos llevaban inevitablemente a la violencia intrafamiliar.

Por esto es que un entrenamiento asertivo, facilita el nivel de comunicación y abre el camino para la resolución de lo profundamente conflictivo, aunque no sea en sí mismo un abordaje de lo nuclear del conflicto.

Volviendo al tema de la potencialidad conflictiva, su génesis y desarrollo en cada pareja y las claves para su resolución, es importante y necesario referirnos a lo que se llaman sistemas de interacción en los que se desarrolla la dinámica íntima de lo conflictivo.

El primer sistema se refiere a la identidad y su complementariedad, ambas constituyentes fundamentales para el comienzo de una atracción interpersonal. Por la identidad sentimos que somos nosotros mismos a pesar del transcurrir del tiempo, identidad y autoconsciencia no tendrían realidad subjetiva sin la presencia del otro y aquí es donde participa la complementariedad, o función de la relaciones personales que refuerza o satisface nuestro Yo, lo alimenta desde fuera, con un feed-back permanente. Identidad y complementariedad con el otro, constituyen así un sistema de interacción.

La complementariedad nos integra a nosotros mismos en la relación, encontramos la respuesta y la imagen necesaria para conseguir algo anhelado o con lo que nos sentimos identificados.

Estos fenómenos interpersonales se relacionan estrechamente en los niveles intrapsíquicos con los procesos que se llaman enamoramiento y las relaciones de objeto y encuentran su más clara expresión en la reciprocidad, en un retroalimentar continuo desde el otro, lo que asevera y mantiene la dinámica del intercambio.

Por ejemplo, para los enamorados la búsqueda del encuentro sexual mirado en estos términos obedece a la necesidad de una respuesta orgásmica del otro, feed-back sin el cual aparece un sentimiento de frustración, deteriorante a lo menos en el plano biológico de lo vincular; el acto sexual no sería así un simple placer sensual o sensorial sino una compleja relación interactiva, un lenguaje bio-psíquico primario, profundamente arraigado a las necesidades del Self, como ya lo sostuvimos a propósito del análisis de la comunicación y sus componentes biológicos.

La frustración dolorosa producida por la pérdida repetida de la complementariedad en la interacción diádica, conduce inevitablemente al conflicto por decaimiento del valor simbólico de la imagen del otro.

Sin tal complementariedad ha satisfecho, por ejemplo, sólo necesidades pregenitales, orales, llevando la relación a niveles simbióticos, la ruptura es vivida en tal primarios estadios como catastrófica, por el mal manejo del duelo y la ansiedad. En su correlato neurofisiológico se observa un descenso de neurotransmisores, serotonina, dopamina, oxitocina, que desencadenan una oralidad voraz, sobrepeso peligroso y mayor depresión, círculo vicioso del que les es difícil salir.

Cuando la frustración afecta niveles fálicos-narcisistas predominantemente, el amor que se creía sentir y que era sólo gratificación narcisista, se torna rápidamente en odio y desprecio; se busca compensar la herida narcisista desvalorizando el objeto perdido.

Un segundo nivel de interacción funcionan en estadios más primarios, por ejemplo, personalidades esquizoides o francamente patológicas, esquizotímicas, en ellos será solamente la necesidad de aceptación o confirmación, versus rechazo, lo que actuará como mecanismo interactivo. Son los hambrientos de amor que "sólo engullen", sin poder aportar nada, retraídos y distantes, siempre al borde de la decepción y del fracaso; toleran muy mal las pérdidas, las separaciones, los desengaños, reaccionando autísticamente, retirándose a su interioridad desolada, fáciles presas del suicidio. Pero, así como el esquizoide engulle ansiosamente al otro, teme ser engullido, por eso siempre buscará pretextos para no dar y ser cálido, para no intimar ni aceptar todos los riesgos que tiene la interacción del amor maduro.

Hay un tercero y más importante sistema de interacción en la pareja que es altamente sutil y frecuente y que, por lo mismo, suele pasar desapercibido, esta es la colusión. Su trascendencia amerita que nos detengamos extensamente en él.

Colusión y Conflicto

R. D. Laing dice de este sistema en *El Yo y los otros* "... la colusión es un juego entre dos o más personas mediante el que se engañan a sí mismas, un juego que es del autoengaño mutuo. Característica esencial de este juego es no admitir que lo es".

"La colusión es un co-juego y un co-engaño, en ella hay implícitos los otros mecanismos interactivos, confirmaciones y complementaciones pero en una actitud no manifiesta de desconfianza y oportunismo". No se demuestra claramente lo que se es, o se desea, por lo mismo las confrontaciones de la identidad se basan en el fingimiento, sin que éste sea ni deliberado ni consciente, sino una forma reprimida de contenidos inconfesables del "otro Yo", de la cara oscura del Self, la que mira hacia el inconsciente y está inmersa en él, en la conflictiva intrapsíquica que no podemos conscientemente manejar. Por eso es que la colusión se relaciona íntimamente con los procesos de relación de objeto. Lo importante es que ambos cónyuges juegan el mismo juego, sin saberlo o sin aceptar que lo juegan. Equivale a estar confabulados en un autoengaño, para poder continuar juntos, resolver o facilitar necesidades pregenitales o edípicas, inconscientes por cierto, pero imperativas que logran ser paralizantes del crecimiento del vínculo hacia la madurez y que exponen continuamente a la pareja a la ruptura o la crisis, a través del conflicto siempre al acecho.

Por esto decimos que la colusión es la forma de interacción más frecuente, silenciosa, inconsciente y peligrosa de la dinámica diádica. Es también la forma que más nos presiona a ejercerla por la compulsión a la repetición, que busca resolver así la tensión conflictiva interna, intrapsíquica.

Como es bastante utópico suponer que exista alguien totalmente carente de necesidades pregenitales o edípica, ni en su más mínima expresión ni en momento alguno, podemos pensar que de lo colusivo en alguna forma nadie se libra al escoger pareja, o al establecer un modo de vida con ella. Lo que importa ahora es señalar que en una pareja estable y madura dentro de lo que es discutible e hipotético llamar así, tales colusiones son sólo transitorias y mínimas y no logran dañarlas en un conflicto crítico, porque no ocupan lo central de la interacción.

Por ejemplo, si en algún instante de nuestra relación de pareja deseamos ser mimados, protegidos, o renunciamos a nuestra autonomía, o tenemos cualquiera otra forma regresiva de actuar que no menoscabe nuestro rol adulto y no provoque temores, sumisión o frustración, no podríamos sostener que estamos actuando dominados por conflictos pregenitales. Lo que autores como J. Willi sostienen es que dentro del juego colusivo hay progresiones y regresiones que marcan la existencia de un equilibrio intraindividual e intradiádico resultante de contenidos inconscientes, frecuentemente neuróticos, que determinan un equilibrio inestable, el que busca compensarse en un juego progresivo o regresivo continuo, en una colusión.

Para un funcionamiento equilibrado tales dinamismos no deben ser preponderantes en ningún sentido, ni menos ocupar el núcleo central de la interacción en la pareja.

J. Willi establece cuatro grupos fundamentales de relaciones interactivas colusivas, bien netas como dinámicas y neuróticas:

1. La colusión narcisista: en ella es la preponderancia regresiva en un cónyuge ("entrega de mí mismo a mi cónyuge como expresión fundamental de mi amor por él"), versus la posición progresiva, también neurótica por cierto, del otro y que la complementa ("el otro como posesión de mí mismo y para mi realización").

2. La colusión oral: uno es madre solícita (posición progresiva) que cuida al otro como niño desamparado (posición regresiva). Es una relación niño-madre con roles intercambiables, en la que el niño está libre de toda exigencia de valerse por sí mismo y la madre debe ser una fuente inagotable de beneficios.

3. La colusión anal-sádica: hay una lucha permanente por el poder, quien manda quien obedece. Los pares antitéticos de la fase anal del desarrollo se actualizan en la relación, actividad frente a pasividad, aseo frente a suciedad, ahorro frente a despilfarro, sadismo frente a masoquismo, dominio frente a sometimiento, independencia ante dependencia, etc. La relación interactiva se está librando siempre de esta manera. Un ejemplo extremo de esta colusión es la relación sado-masoquista, la verdadera forma patológica de presentación de ella; el progresivo dominante sádico mantiene un juego profundo neurótico con el regresivo masoquista "gozan ambos" en esta relación pero todas sus satisfacciones son básicamente pregenitales, cargadas de agresividad maligna, de impulsividad (instintividad) destructiva, mal manejada por un Yo deficitario que así se manifiesta en un nivel comunicativo e intrapsíquico. Un masoquista le dice a un sádico: "por favor hazme sufrir, y el sádico le dice: ¡no!".

4. La colusión fálico-edipal o el amor como afirmación masculina: esta forma colusiva de interacción está fuertemente influenciada por valores y normas del grupo social. En los países del tercer mundo, donde el machismo aún campea a sus anchas, la posición femenina está sometida a la preeminencia masculina sin contrapeso; las parejas de bajo nivel sociocultural y también muchas de las otras, difícilmente se sustraen a la influencia de normas y valores

que presionan en todo momento a favor de la dominación del hombre. Un aliado interno para el "macho", una "quinta columna" que él tiene a su favor es toda la problemática edípica y de castración no resuelta en muchas mujeres, acentuada por la sobrevaloración fálica que es un hecho cultural (pocas ciudades dejan de tener su obelisco). Este basto y complejo problema ya lo insinuamos en los factores sociales en la estructuración del vínculo.

Parece lícito sostener que los roles masculinos y femeninos se aprenden sobre un terreno bio-psíquico que tiene particularidades específicas en cada pareja, dentro de líneas generales de desarrollo. Así, también parece verdadero afirmar que todos estos valores tradicionales están cuestionados en cada pareja y a diario; la colusión fálicoedipal está en permanente crisis y quienes han hecho de ella la modalidad interactiva de su relación han de tener hoy frecuentemente, motivos de disputa. Usando una frase de Willi: "La libertad nueva (en la pareja) consistiría en que ni el hombre ni la mujer se sintieran obligados a alcanzar el estereotipo masculino-femenino fijado por la sociedad".

Haciendo un paréntesis parece oportuno en este momento traer a colación los postulados de Carl Jung sobre los arquetipos de hombre-mujer y sobre la superación de la crisis en cada individuo para integrar el Ánima y el Ánimus respectivamente, en cada género, hasta conseguir la integración y la individuación, necesarias para el entendimiento de hombre-mujer. Tales postulados podrían integrarse en una síntesis sobre este tema tan apasionante y de incalculable valor para el destino del vínculo, por lo mismo para el crecimiento y la humanización.

Hemos sostenido que cada pareja debiera definir continua y libremente sus roles de lo masculino y lo femenino, de lo activo y pasivo, de acuerdo a sus propios enfoques de su propia realidad y sus propias necesidades biológicas, internas, psíquicas y concretas de su vida diaria. Llegar así a un acuerdo tácito o explícito, es una tarea que toma tiempo, exige claridad cognitiva, integridad yoica, generosidad y amor, digamos que no es una tarea fácil y que tal vez a muchas parejas les tome toda una vida. Esa será su contribución a la evolutividad irrenunciable del vínculo.

Además, de las ya señaladas formas colusivas, hay otras muy conflictivas aunque no tan frecuentes, me refiero a las uniones en que uno de ellos o ambos son gravemente histérico, esquizoide o limítrofe (borderlines), con altos índices de fracasos. La combinación colusiva entre histeria y obsesividad es altamente explosiva, porque en ambos hay mecanismos primarios de defensa a los contenidos y conflictos pregenitales intensamente generadores de angustia y, porque ambos son claramente antitéticos. Así como el histérico es impulsivo, superficial, teatral, exhibicionista, disociado, etc., el obsesivo rígido en sus controles, inhibido, apegado al rito y la rutina, paralizado, dubitativo; en la toma de decisiones en la vida diaria estarán siempre dándose encontronazos. La pregunta que nos queda sin resolver es por qué, tan frecuentemente, se buscan entre ellos; la conclusión es que siempre están en conflicto y sus fracasos son muy comunes.

En las parejas donde existe un componente esquizoide importante en uno o ambos, la cosa es aún peor, pues estimamos que ni siquiera se puede hablar de vínculo; el bloqueo emocional, la imposibilidad de apertura al otro es tan intensa que sólo es un estar junto al otro, esperando sólo recibir, pero incapacitados para dar. Son parejas que conviven pero no viven y se separan casi tan imperceptiblemente como se unieron. El deseo sexual, la intensa soledad que alcanzan a percibir como dolorosa, porque aún no están psicóticos, las presiones del status y de la familia impulsaron la unión y suele ocurrir que también provocan la desunión. El conflicto y la crisis ocurren cuando uno de ellos puede tomar consciencia de la forma retirada, improductiva y patológica en que vive al lado de su cónyuge; el otro no puede reaccionar y la relación termina, aunque muchas veces siguen bajo el mismo techo y hasta pueden llegar a un contacto sexual precario y ocasional.

Las ideas de Willi enriquecen nuestro concepto de potencialidad conflictiva de utilidad en el diagnóstico y pronóstico de una relación. Reconocer qué tipos de mecanismos interactivos y cuán anómalos son y cómo están predominando en cada pareja, en sus diferentes niveles de su relación (biológico-psíquico-social), puede alertar a la pareja de los riesgos que corren en cada caso; señalarles los procedimientos comunicacionales, las trampas que ellos mismos se tienden, la calidad confabulatoria de su juego colusivo, develar el autoengaño, sus temores de un auténtico encuentro profundo consigo mismos y con el otro, mostrar las defensas que emergen ante la entrega mutua, etc., es una labor terapéutica larga pero fructífera y gratificante para todos.

Conflictos y Crisis en la Cotidianidad
Discusiones y Peleas

Con algunas frecuencias oímos a nuestros pacientes decir: "consultamos porque discutimos mucho, por cualquier tontería".

Una discusión cualquiera puede evidenciar la existencia de una confrontación más profunda, de un conflicto, porque es la oportunidad muchas veces de un inesperado enfrentamiento. Cierto es que discusión no es conflicto por sí mismo, sino una ocasión para manifestarlo. Cuando esto ocurre es, porque éste está latente, aunque el tema discutido no tenga relación directa con él. Antiguas emociones reprimidas, cargadas de intenso tono afectivo, buscan en una discusión baladí una oportunidad para manifestarse. Una discusión por muy agria que sea, no tiene por qué desencadenar un conflicto si no existe está motivación agazapada.

Puede ocurrir, frecuentemente en parejas jóvenes, que las discusiones sean una búsqueda inconsciente o no confesada de atención y reclamo de afecto, semejantes a los malos modos o caprichos a los niños necesitados de estimación. Esta es una forma agresiva de pedir cariño, indirectamente, como en guardia ante un rechazo; una simple verbalización del terapeuta, o de un observador neutral, un señalamiento de la situación, permite a la pareja redimensionar el sistema y hacer desaparecer la conducta; pero esto, en algunos casos en la que la intensidad de lo emotivo es más profundo, no bastará y deberemos calar más hondo.

Por otra parte, malos hábitos comunicacionales por sí mismos pueden llevar una discusión al plano de lo conflictivo. Dichos malos hábitos provienen tanto de distorsionados aprendizajes como de factores intrapsíquicos.

Las distorsiones en el aprendizaje de la comunicación se originan frecuentemente de aprendizajes en los lugares de origen y en algunas ocasiones se originan de las defectuosas relaciones iniciales de la pareja.

Entre los factores intrapsíquicos capaces de distorsionar la comunicación se encuentran la irritabilidad por una depresión subclínica; la ansiedad flotante sintomática de cuadros neuróticos básicos; la suspicacia autorreferente de rasgos paranoides; la tendencia dramatizadora del histérico, o la rígida y puntillosa del obsesivo, etc.

Si entendemos, como ya se ha dicho, al conflicto como una confrontación personal perturbadora de los procesos interactivos del símbolo-significado, su repetición iterativamente, sin resolverse, creará círculos viciosos de interacción, hostilidad y culpa, que comprometerán otros planos de la interacción.
Discusión no es conflicto, pero su mal manejo puede desencadenar una confrontación. Al observar que redimensionando el nivel comunicacional con técnicas conductistas se logra que desaparezcan las frecuentes discusiones, muchos han concluido erróneamente que "el conflicto es siempre la resultante de la incomunicación".

En la relación terapéutica, para facilitar a la pareja la comprensión del círculo vicioso de interacción en que han caído, es adecuado preguntarles: ¿cuándo una mala discusión termina en pelea y provoca un conflicto?

Ellos se darán cuenta y dirán:

1. *Si nos gritamos*, gesticulamos o insultamos airadamente.

2. *Si estamos muy enojados* cuando iniciamos la discusión y sabemos, por propia experiencia que no podremos controlarnos.

3. Si intentamos actuar como *"adivinadores del pensamiento"* del otro diciéndole: "yo ya sé lo que tú piensas, así que no me digas más"; esto paraliza, crea culpa y coloca al adivinador en un plano de omnipotencia irritante.

4. Si intentamos *culpabilizarnros* con frases como: "yo ya sé que tú ya

no me quieres; nada te importo; siempre eres igual; nunca me entiendes; jamás tengo razón, etc."

5. Si intentamos *discutir varias cosas a la vez* "metiendo todos los gatos en una misma bolsa"; trayendo a discusión viejos errores que no son atingentes al tema que se discute ahora.

6. Si intentamos *contratacar* con golpes bajos, mencionando situaciones o personas que sabemos dolorosas para el otro, pero que no son atingentes, por ejemplo: "¿por qué me criticas que sea farrero si tu padre era un borracho?, etc.".

7. Si *no intentamos entender* los sentimientos del otro y sus puntos de vista, actuando egocéntricamente, intolerantemente.

8. Si *descalificamos* rotulando o haciendo callar autoritariamente a otro.

9. Si *lo que buscamos es derrotar y humillar* a la pareja, descalificándolo más que convenciéndolo. Si predomina nuestra agresividad destructiva sobre la asertividad o lo que hemos llamado agresividad benigna.

Esta confrontación terapéutica permite a la pareja tomar consciencia de lo equivocado de sus métodos comunicativos y los lleva a la convicción de una necesidad de cambio. Es decir, se redimensiona la situación, se calma la ansiedad y la culpa por pelear frecuentemente y se logra llevar el problema a lo nuclear, a lo verdaderamente conflictivo.

Para completar este tema sobre discusiones y peleas nos parece importante insistir en que pelear, discusión y conflicto son situaciones diferentes. La pelea es innecesaria, no aporta nada; sólo distancia y da oportunidad de expresar agresividad maligna, nos inclina a la forma patológica del conflicto. Nos lleva a un círculo vicioso. ¿Quién puede entonces desearla o pensar que es buena para la pareja?

Quienes opinen lo contrario tal vez sea porque no aceptan esta diferencia previa o, porque tengan un concepto muy laxo y amplio de lo que es pelear.

Podemos discutir sin pelear, podemos tener conflicto sin discutir, aunque inevitablemente se llevarán algún día a una discusión, si entendemos por tal una aclaración, una confrontación verbal que busca definiciones y decisiones.

Cuando las discrepancias profundas y soterradas nunca se plantean, se está evadiendo el conflicto y por lo mismo, una oportunidad de crecimiento y cambio. Muchos temen que no podrán crecer o no desean cambiar y eso les hace evadir cualquiera confrontación sana y verdadera. Tal vez por eso, sólo prefieren pelear; peleando niegan su miedo, descargan su agresión, afirman su autoestima, o alguna forma muy precaria de su identidad y satisfacen la necesidad del juego colusivo al que ya nos hemos referido.

Áreas y Necesidades Vitales en que Emerge Conflicto

Se señalan a continuación siete áreas de convivencia en las que vitales necesidades buscan legítima satisfacción y pueden llegar a ser conflictivas.

1. NECESIDAD DE DEFINIR ROLES Y MODOS DE INTERACCION

Esto se traduce en una disputa por el poder, el dominio de la situación y el control de uno sobre el otro.

Ya hemos analizado cómo la colusión fálico-edipal, especialmente, establece los mecanismos interactivos para la disputa por el poder.

Los roles masculino y femenino son sentidos como interferentes o incongruentes debido a la normatividad psicosocial en que se originan y actúan a su vez sobre valores socioculturales familiares distintos, en una complicada dinámica social.

El problema de los roles en la pareja y sus consecuencias es inseparable de todo el aún más complejo de la identidad, definida esta como imagen de sí mismo, con raíces que lo vinculan a lo biológico y a lo intrapsíquico inconsciente.

Todo esto hace que sea inevitable buscar definir roles y modos de interacción en una pareja.

2. NECESIDAD DE DAR Y RECIBIR AFECTO, CONSIDERACION, Y ESTIMULO

Esta es un área de convivencia en la que la rutina y la monotonía de cada día suelen facilitar la emergencia de conflictos, especialmente sensibles en personalidades necesitadas de estimación, con rasgos infantiles, depresivos, inseguros, etc. Si el otro cónyuge no lo percibe, o éste no lo supera adecuadamente, la relación se debilita refugiándose el afectado en actings, lo que complica aún más el conflicto. El dramático caso de la mujer alcohólica que se embriaga en la soledad por la ausencia de su pareja durante las horas de trabajo.

3. NECESIDAD DE INTIMIDAD Y RESPETO A LA PRIVACIDAD
Es frecuente en nuestra cultura la escasa valoración que concedemos a la intimidad y la privacidad y la confusión entre ellas con los límites de nuestras necesidades de afecto. Muchas parejas no distinguen la intimidad necesaria para la unión con la pérdida de los límites en la privacidad; atropellando a ésta creen poder mantener un control sobre el otro y una forma de aproximación que no es tal, pues al no respetar la privacidad lesionan también la identidad. Así, en lugar de intimidad cálida y productiva obtienen rechazo y conflicto.

Semejante consideraciones se extienden a las relaciones de la pareja con sus respectivas familias. La suegra invasora es la figura folclórica y simbólica de esta intromisión. El "chisme" y el "consejo no solicitado" son una institución familiar, gravemente perturbadora, especialmente cuando uno o ambos cónyuges olvidan que la privacidad y la intimidad de su relación constituyen su más importante fuerza de unidad.

4. NECESIDAD DE FIDELIDAD Y LEALTAD
Estrechamente relacionado con el párrafo anterior está éste hoy especialmente crítico; habitualmente la infidelidad se refiere a la conducta sexual del cónyuge con alguien que no es su pareja y que en nuestra cultura se la distingue de lealtad o solidaridad.
Por ejemplo: "No me importe que mi mujer hable mal de mí, si no se acuesta con otro, eso no se lo perdonaría" (deslealtad-fidelidad).

"No me importa que mi marido tenga otra mujer, con tal que no me abandone y me mantenga" (infidelidad-lealtad).

Ambas son las formas habituales en que expresa el asunto, especialmente en los estratos socioeconómicos bajos. En ciertas situaciones y circunstancias, dependiendo de valores y normas culturales, una se sentirá mucho más grave y trascendente que la otra.

En todo caso, ha sido siempre una cuestión básica de la unión diádica el poder confiar en la lealtad y la fidelidad del otro; éste es un asunto en el que parecen estar produciéndose los más notorios cambios culturales. La fidelidad en un tiempo fue una exigencia impuesta por el hombre a la mujer y severamente penada, ahora tiende a nivelarse a favor de la mujer, aunque no en su beneficio. Este tema será analizado posteriormente.

5. NECESIDAD DE ACUERDOS EN LAS NORMAS Y ESTILO DE VIDA

Acuerdo no es sinónimo de coincidencia; si tenemos diferentes hábitos de organización y estilos de vida, estos pueden no ser interferentes ni conflictivos si sabemos mantenerlos en su verdadera significación y no se transforman en nuestras armas, ni ocupan el centro de la relación.

Diferentes y francamente opuestas maneras de distribuir el tiempo, organizar la casa, los hábitos de vida, orden y hasta el aseo pueden convertirse en un campo de conflicto que deterioren la relación, especialmente si estos se refuerza por obsesivos problemas de personalidad. La avaricia, la suciedad, la compulsividad al orden tienen su origen en conflictos psíquicos de la etapa anal del desarrollo y han hecho fracasar a más de una pareja que, en otros niveles, tenía un entendimiento aceptable.

6. NECESIDAD DE SATISFACER CON EL OTRO ELEMENTALES EXIGENCIAS BIOLOGICAS

Sexo, comida, vestuario, etc., constituyen necesidades elementales que al ser reiterada y egoístamente descuidado por un cónyuge, termina por deteriorar la imagen y la relación. Esto es importante de observar en personalidades narcisistas que utilizan el dinero como una forma de sojuzgamiento y exhibicionismo con su pareja, o en personalidades anales dominados por su avaricia compulsiva.

7. NECESIDAD DE COINCIDENCIAS EN VALORES ESPIRITUALES, ASPIRACIONES INTELECTUALES Y NIVEL DE CULTURA

Una pareja puede disentir en estos aspectos, aún de una manera profunda pero si hay respeto mutuo por las ideas del otro, valoración por la forma en que lo fundamenta y lo vive, se puede llegar a constituir una entidad o unión, si el significado y el símbolo son profundamente coincidentes, en estas posiciones aparentemente dispares. Por ejemplo, parejas de credo religioso y político que sepan valorarse mutuamente, especialmente si otros niveles de la relación complementan la unión.

Las diferencias culturales (normas, valores, sentido de la existencia, etc.) son más difíciles de conciliar porque apuntan a las necesidades, a la autoestima y al Self de cada uno.

El conflicto en la interacción se organiza en torno a los problemas que se suscitan en cualquiera de estas siete áreas vitales, el conflicto irrumpe cuando se sienta amenazado el esquema central al que reiteradamente hemos hecho referencia:

"Tu imagen (símbolo) tiene para mí una significación importante y satisfactoria de mis necesidades reales e inconscientes, actuales y profundas".

Como corolario de este esquema diremos que: toda frustración grave y reiterada de estas necesidades y hiere la autoestima y lesiona la relación o significado que el Self del otro tiene para cada uno. Así se provocan reacciones que van desde los niveles pregenitales (ambivalencia afectiva, celos, envidia, miedo, odio, etc.) hasta la natural decepción por insatisfacción para los ideales que sostienen la autoimagen del Self y la representación del Self en el propio Yo.

Así se sintetiza lo esencial del vínculo y el conflicto. No es de extrañar por lo tanto, que sea la agresividad el resorte o respuesta defensiva natural del organismo y la persona como un todo, al sentirse lesionada en aspectos tan importantes para su supervivencia emocional.

Vida Sexual y Conflicto

El conflicto causado por las disfunciones sexuales por su proximidad a los niveles primarios de exigencias y necesidades biológicas, suele ser de urgente e imperativa exigencia de solución especialmente en los inicios de una relación de pareja. Sus vías de solución estarán determinadas por todo el contexto en el que los factores biológicos, culturales y de personalidad los definen poderosamente, haciendo difícil su manejo y solución.

Si aceptamos que el objetivo inmediato de la conducta sexual es el placer con el otro y que ese propósito puede cumplirse plenamente en su verdadero sentido con un ser al que estemos vinculados por el amor y en tres planos de interacción (bio-psico-social). Así habrá conflicto cuando tal objetivo no se alcanza, habitual y reiteradamente en forma plena.

Cualesquiera disfunción sexual, entendiendo por tales los trastornos reiterados en ese nivel que impidan la cópula o alcanzar el orgasmo, será potencialmente conflictiva ya que confrontan al deseo sexual con su no realización; confrontan al impulso y al instinto con su no satisfacción, frustran y causan displacer y distanciamiento.

Precisamos el sentido del término frustración como un sentimiento doloroso resultante de la privación, o la imposibilidad de satisfacción, de un deseo que el Yo ha determinado cumplir. Esto se traduce en una conducta de resistencia y oposición a la privación.

El frustrado en términos generales, no es simplemente aquel que no consigue lo que desea, si no que le duele, no se resigna y lo manifiesta.

Esta es una definición que intenta conciliar lo fenomenológicamente vivenciado con lo conductualmente manifiesto de la frustración.

Es la parte autoconsciente de la mente la que coordina e integra la percepción del deseo y la voluntad de satisfacerlo, es el Yo quien echa mano de las energías del Ello, reservorio psíquico instintivo-biológico (la energía libidinal de que habla el Psicoanálisis), valiéndose de la agresividad o impulso agresivo (benigno) para conseguir superar el estado doloroso de la frustración. Es decir, es el Yo quien, valiéndose de la integración óptima mente-cerebro, transforma el dolor de la frustración y el deseo en actos capaces de superarlo.

Existe un correlato neurofisiológico (circuito límbico, corteza frontal) que da luces sobre este misterioso paso del deseo frustrado a la agresión, del impulso sexual al agresivo; no es casual el que los centros nerviosos capaces de producir, al ser experimentalmente estimulados, las reacciones somáticas correspondientes a cada una de esas conductas están anatómicamente muy próximos en el diencéfalo formando parte del circuito límbico-visceral ya mencionado.

En otras palabras, sólo una adecuada correlación mente-cerebro, sustrato central y básico de lo biológico de la conducta humana, nos puede explicar cómo y por qué la dolorosa frustración pasando a través, si se nos permite la expresión, de la voluntad integradora del Yo, logra ser superada con la energía de la agresividad y vertida en la conducta.

En esta visión integrativa y evolutiva consideramos al sexo, el hambre, la agresión y la búsqueda de la relación interpersonal, en un mismo nivel como fuerzas o impulsos motivadores de la conducta; todos ellos suponen, generan y mantienen en vigencia la correlación mente-cerebro.

Según frase de H. Guntrip: "...todos ellos están correlacionados e interactúan al servicio de la supervivencia y de la búsqueda del objeto en la relación interpersonal. Pero, mientras el sexo sirve en primer término (como el hambre) al organismo y en segundo lugar al Self personal; la agresión (como la búsqueda de la relación interpersonal) sirve primero al Self personal y después al organismo".

Es por esto que la frustración sexual, en el sentido que aquí le hemos dado al concepto, es tan conflictiva y perturbadora para la relación diádica como lo son, para la existencia física, el hambre insatisfecha, la imposibilidad de defenderse, o el aislamiento y la soledad para la subsistencia psíquica.

La compleja relación interactiva que mantienen en el funcionamiento neurofisiológico, en las vivencias consciente e inconscientes y en toda la conducta estos cuatro aspectos motivadores, hace que sea imposible y empobrecedor intentar separarlos y decir por ejemplo, que es sólo el placer lo que buscamos en el sexo, o la saciedad en el hambre, o la destrucción en la agresión, etc., si no más bien que todo eso tiene sentido y vigencia en una visión totalista, integrativa y evolutiva de nuestra conducta como personas.

Si el impulso agresivo estimulado por la frustración sexual por ejemplo, es adecuadamente utilizado y controlado por el Yo y logra poner en marcha mecanismos cognitivos para la solución del problema, la frustración y el conflicto están en vías de resolverse. Si no hay control yoico el impulso agresivo se transformará en actos agresivos destructivos, es decir habrá un paso directo del impulso a la conducta, lo que habitualmente no resuelve el conflicto si no que lo agrava. Tal decaimiento del nivel del control y resolución se manifiesta concomitantemente en el lenguaje, la comunicación y la conducta somatizándose en síntomas, como una confirmación evidente de la existencia de una unidad cuerpo-mente. El correlato neurofisiológico es conocido a través de la imagenología en la que se aprecia la pérdida del control córtico-frontal y la descarga agresiva bajo la acción de sustancias neurotóxicas, en adictos o con personalidades antisociales que los llevan al delito, en los casos de violación por ejemplo, es la confirmación dolorosa de estos procesos.

Disfunciones Sexuales

Las disfunciones sexuales son trastornos con síntomas gravemente productoras de conflicto y a su vez causa de alteraciones intrapsíquicas. Es por esta relación patogénica de doble vía que son tan gravemente perturbadoras de la consolidación del vínculo.

Recordemos que los tres síndromes de disfunción sexual masculina son: la impotencia erectiva, la eyaculación precoz y la retardada; y en la mujer: el vaginismo y la frigidez.

En cualquiera de ellas la cúpula es incompleta y el orgasmo pleno y compartido ausente. Cuando esto ocurre con frecuencia e intolerable intensidad, lo que es personal para pareja y situación, la presentación del conflicto no se hace esperar.

El conflicto sexual se presenta por la no satisfacción reiterada de un placer que es esperado como legítimo y necesario. Si el orgasmo, como ya lo hemos sostenido, tiene un valor vincular por el refuerzo a través de la complementariedad y la comunicación que significa para el partenaire y la sensación de mutua entrega que normalmente proporciona, se entenderá que su ausencia repetida y frustrante haga flaquear el plano biológico y psíquico de la relación. Cuando tal cosa ocurre, el feed-back esperado en el coito, generado en el orgasmo del otro y necesario para la reafirmación de la relación personal, falla y frustra. Extrapolando sería algo así como, comer siempre solo y sin apetito, sin experimentar la agradable sensación de plenitud y la compañía; cada vez tendrían que obligarnos a volver a la mesa y podríamos morir de inanición.

Con el propósito de uniformar criterios semánticos sobre el problema mencionamos aquí en qué consisten las disfunciones sexuales, sin precisar etiología, patogenia ni tratamiento, porque no corresponde a la intención de este libro.

1. IMPOTENCIA

Impotencia erectiva es una incapacidad persistente, no ocasional, para conseguir una erección suficiente para una penetración. Se ha limitado la frecuencia del síntoma a un porcentaje superior al 25% de los encuentros sexuales.

El síntoma puede ser selectivo o total; es el primer tipo el que nos interesa como causante de conflicto, porque su motivación psíquica y su frecuencia tiene que ver con un determinado estímulo; el

cónyuge. Puede asociarse o no a disminución del deseo sexual.
Cuando la impotencia se presenta en un hombre joven podemos descartar casi de inmediato las causas orgánicas, lo que se ve confirmado por el hecho que tales pacientes tienen erecciones dormidos, lo que no ocurre en las impotencias orgánicas.

Desde un comienzo se hará esta diferenciación clínica para un pronóstico y una orientación terapéutica que tranquilice a la pareja y que permita la colaboración de la mujer.

La impotencia erectiva psicógena asociada a pérdida del deseo y la atracción sexual es, en general, de difícil solución, pues se acompaña de serios trastornos de la relación interpersonal a los que es necesario atender preferentemente con psicoterapia.

Cuando persiste interés y la atracción a pesar de la impotencia, se hace evidente la necesidad de investigar los factores no conscientes perturbadores los que frecuentemente, nada tienen que ver con la pareja, si no con la figura femenina como imagen o estímulo interferente con el deseo.

2. EYACULACION PRECOZ

Según Masters y Johnson "existe eyaculación precoz cuando el hombre no consigue controlar el proceso eyaculatorio antes que la mujer llegue al orgasmo, a lo menos en un 50% de los coitos, a menos que ésta no tenga orgasmos por otras causas como vaginismo, frigidez, etc. Esto permite que algunos hombres puedan parecer como eyaculadores precoces sólo con algunas mujeres. Esta disfunción es la más frecuente de todas las que afectan al hombre y su porcentaje tiende a disminuir con la edad, inverso a lo que ocurre con la impotencia erectiva. La explicación reside en que los factores ansiógenos y un aprendizaje defectuoso son las principales causas de la eyaculación precoz, las que suelen corregirse espontáneamente; en la impotencia erectiva en cambio, son los factores orgánicos los que aumentan su importancia con la edad, siendo quince veces mayor porcentualmente a los 50 que a los 20 años.

3. EL VAGINISMO

Es una disfunción sexual más frecuente que la frigidez. En el vaginismo la penetración es imposible y existe un verdadero mecanismo fóbico al coito, sin embargo la paciente es capaz de excitación sexual y de orgasmo clitorídeo. El origen ansiógeno del síntoma puede ser demostrado porque bajo anestesia la penetración es posible.

Por su naturaleza imposibilitante del acto desde el comienzo es muy perturbadora del mecanismo vinculante del coito, a diferencia de la frigidez que siendo más frecuente, por lo menos no impide el acoplamiento.

4. LA FRIGIDEZ

Según Kinsey el 25% de las mujeres no ha presentado orgasmo durante el primer año de matrimonio y sólo un 10% de ellas continúa frígida después de 15 años. Sólo un tercio de las mujeres después de una vida sexual frecuente tiene orgasmo habitual, un tercio lo tiene en forma ocasional y un tercio no lo tiene nunca.

Puede haber disparidad en los datos estadísticos, por la dificultad en obtener información sincera en los diferentes niveles culturales.

La clasificación de la frigidez en total (sin deseo ni orgasmo), parcial (con deseo y excitación pero muy leve orgasmo), selectiva (con unos hombres sí y con unos hombres no), y absoluta (nunca orgasmo con ninguno a pesar de existir deseo), es importante en la terapia y pronóstico. De mejor pronóstico son la parcial y la selectiva; de muy mal pronóstico la total y la absoluta.

Para comprender la importancia que tienen las disfunciones sexuales en la interacción hombre-mujer debemos pensar que es muy específica y personal la valoración que cada uno concede en su mundo interno, al trastorno.

En términos generales, parece que en nuestra cultura la mujer tiende a sentir su disfunción como su fracaso y su culpa por perder a su pareja; el hombre en cambio tiende a disminuir su autoestima en su rol masculino.

Tal vez en ninguna otra manifestación de la sexualidad humana se hace presente, para ambos sexos, la confluencia de factores biológicos, psíquicos y sociales como en la forma en que se evidencian las señaladas disfunciones. Muchos hombres y mujeres creen que están obligados a ser eficientes en extremo en todo lo que se refiere al sexo; demostrando así un condicionamiento cultural, competitivo de la sexualidad, erróneamente por cierto para la estabilidad del vínculo.

Esto es uno de los grandes causantes del número cada vez mayor de disfunciones en hombres y mujeres, pues condiciona un círculo vicioso de fracasos, por las altas expectativas que produce el mayor rendimiento exigido y por la ansiedad consecuente.

Muchas personas en nuestra cultura narcisista viven el sexo no como una oportunidad de encuentro amoroso y comunicativo entre dos seres que se aman, si no como expresión de poder, dominio o sujeción de uno sobre el otro, a lo más de cuota de placer orgásmico; expresiones claras de los valores egocéntricos, hedonistas, exhibicionistas y competitivos que imperan.

El léxico folclórico, los chistes, las anécdotas, sobre todo en un nivel sociocultural primario expresan en todas las culturas esta visión de la competencia sexual.

En una visión integrativa y evolutiva de la pareja humana, sexo y persona son inseparables, cualquier intento por enfocarlos separadamente, excluyentemente, empobrece y desnaturaliza su sentido existencial.

Nuestros valores culturales habitualmente tienden a disociar sexo y persona, enfatizando el primero como su fin en sí mismo, o excluyendo reactivamente el placer sexual de la realización personal.

Parece oportuno insistir en plantear la terapia sexual en un contexto amplio que incluya la restitución de los aspectos relacionales íntimos e interactivos en el plano vivencial de la pareja. Quien, desde la visión terapéutica sólo estime lo vivencial en sus afanes por reparar las disfunciones sexuales, tanto como quien entienda sólo su aspecto conductual están desorganizando e incomprendiendo el complejo mecanismo bio-psico-social y la dolorosa frustración que las acompañan.

En otras palabras, no es una "buena técnica coital" lo que trae satisfacción plena a ambos, sino el total de la relación diádica que esa técnica contribuya a mejorar.

La precedente argumentación se verá reforzada si consideramos a todas estas disfunciones no como fenómenos clínicos meramente conductuales o fisiológicos, sino como poderosamente determinadas en su etiología y en su patogenia por los contenidos intrapsíquicos y especialmente por experiencias traumáticas reales.

Como conclusión podemos sostener que sólo un examen médico-psicológico integral que contemple un análisis de la personalidad, una revisión y una reeducación sexual y una integración de lo conflictivo pregenital a la genitalidad adulta, puede curar una disfunción sexual y ayudar a la mejoría del vínculo.

Infidelidad y Conflicto

El conflicto creado por la insatisfacción, o la grave frustración, de la necesidad profunda y vital de compartir al que conduce la infidelidad, pone a prueba la estabilidad del vínculo de la pareja como ningún otro.

Un cónyuge, hombre o mujer podrá soportar la no satisfacción de sus necesidades sexuales si su pareja no se la proporciona a otro(a) siempre que, en cambio, reciba afecto y estímulo adecuadamente, en el supuesto que tal cosa ocurra después de algunos años de unión. Lo inverso, es decir que le dé satisfacciones sexuales y también se las dé a otra persona, fuera del matrimonio y además le niegue gratificaciones de afecto y compañía, no será normalmente soportado por mucho tiempo.

El hombre, tal vez más que la mujer exige la exclusividad sexual de su cónyuge, porque esto resume habitualmente el total de lo deseado: placer físico, amor, compañía y consideración. No porque el sexo sea el vínculo en sí mismo, sino porque tiene un valor intrapsíquico reforzante de la imagen interiorizada, de lo que se ama, durante gran parte de la existencia, así lo sostienen reiteradamente importantes corrientes de la psicología actual, algunas de las cuales influidas por una visión puramente masculina del problema. El léxico popular minimiza la infidelidad masculina siendo, desde su mirada, autocomplaciente.

Es por esto que la infidelidad es la causa más resaltante del deterior del vínculo y el más frecuente motivo de consulta en parejas disfuncionales. Cuando solicitan asesoría, lo que ocurre en un porcentaje bajo del total de los casos reales, el pronóstico es reservado y frecuentemente irreversible.

Es necesario sostener que infidelidad y deslealtad, aunque estimamos son dos conceptos diferentes resultan muy similares en sus dinámicas y consecuencias. Esto dependerá de la valoración cultural que se les asigne y del cómo repercutan en el mundo íntimo de cada uno.

La lealtad implica, más en la mujer que en el hombre, un nexo más íntimo del Yo y del Tú; mientras que en el hombre el impulso sexual con su impronta biológica profunda lo impulsa más frecuentemente a la infidelidad. En nuestra cultura el hombre usa este argumento como una excusa.

En los hechos puede existir una disociación entre ser infiel y continuar siendo leal; a la inversa quien es desleal desemboca muy fácilmente en la infidelidad.

Para muchos la exigencia de mantener separados infidelidad y lealtad en un esfuerzo disociativo con gran gasto energético psíquico les lleva a una conducta de doble vida que acarrea por el stress sostenido un menoscabo de su salud física y mental.

Sin embargo, paradójicamente para unos cuantos hombres y mujeres la infidelidad suele ser una oportunidad de escape y compensación de tensiones conyugales mal manejadas y ante las cuales hay un sentimiento de impotencia y frustración que les llevaría al divorcio o mantener una relación aprisionada, es decir un conflicto no resuelto; así se pretende negar o postergar una solución verdadera pero a un alto costo. Hay una dificultad paralizante en dar un paso en términos de crecimiento o de afrontar con madurez una ruptura, si es inevitable.

Es tal vez la no aceptación de esta dura verdad lo que lleva a algunos sexólogos, en una posición acomodaticia, a aconsejar al consultante que se busque una relación extraconyugal para "resolver" su tensión matrimonial.

También es un hecho de observación el que algunas parejas obtienen una mejoría en su trato habitual, más no en la calidad y profundidad del vínculo que los une, cuando uno de ellos encuentra fuera de casa "la solución" a su problema. Esto es una "solución de puente", de "by pass" que no hace sino dejar en evidencia la magnitud de la distancia que separa a la pareja.

No parece una explicación satisfactoria la que se intenta dar para estos hechos en términos únicamente de conflictos intrapsíquicos, pues en nuestra cultura matrimonio y vida sexual no siempre son coincidentes. El grupo social condena la infidelidad pero, contradictoriamente, también la estimula estableciendo una norma diferente para cada sexo. Exigiendo una sexualidad competitiva y exhibicionista al hombre y otra, pasiva, recatada a la mujer; desbalance que en estos últimos decenios tiende a desaparecer. Expresiones folclóricas, costumbres, chistes, ritos, etc., disocian claramente la exigencia de fidelidad en ambos sexos y la estimulación por los medios publicitarios de todo tipo que se hace a ambos de manera diferente.

Por otra parte, paradójicamente, la condena social a la infidelidad, al adulterio, es tan antigua como nuestra civilización judeo-cristiana, con una finalidad obvia: reservar la integridad del matrimonio, la certeza de la pertenencia de la prole y la heredad de los bienes.

En lo más recóndito de muchos que censuran, rasgándose las vestiduras ante la infidelidad, existe un profundo sentimiento de envidia por la libertad escapista del infiel que se atrevió, o tuvo la impudicia de desafiar la norma social buscando a alguien, fuera de su pareja legal para intentar así "resolver" la tensión de su vida conyugal.

La actitud de crítica seudomoralizadora ante la infidelidad se funda para muchos, no en el respeto a la vida conyugal de la persona, si no en racionalizaciones e intelectualizaciones de sus propios sentimiento de inseguridad, miedo, envidia, celos, etc., reprimidos, pues en ningún otro aspecto de la conducta humana la toma de posiciones suele ser tan emocionalmente influida como en este asunto; recordando la escena bíblica, no podrán arrojar la primera piedra quienes se inspiren en estas motivaciones seudomoralistas.

Toda la poderosa e incontenible, frecuentemente ambigua, coerción del grupo social sobre la infidelidad, además de tener una clara intención de conservar la díada, sea a través de normas, costumbres o valores institucionalizados (leyes, normas religiosas, etc.), está al servicio de un interjuego de acción y reacción inevitables en este momento evolutivo, en el que aún no hemos logrado alcanzar la etapa necesaria, ni individual ni colectivamente, capaz de sostener la unión conyugal sobre una auténtica madurez.

Hoy la fidelidad, para muchos, no pasa de ser una utopía; también es un ideal para muchas parejas, que les ayuda a sobrellevar toda esta paradoja. Somos seres humanos potencialmente multifacéticos en una elección y en una búsqueda permanente del otro sexo.

Del interjuego de fuerzas biológicas, psíquicas y sociales brota el juicio a la infidelidad y también la conducta consecuente dentro de la pareja que puede expresarse en uniones inestables, dolorosas, frustradas y falsas.

Nadie está dispuesto a confesar abiertamente su infidelidad, ni aún aquellas transitorias, efímeras, intrascendentes y pequeñas conductas infieles de todos los días; pero sí estamos a protestar cuando la vemos ante nuestros ojos o somos víctimas de ella; lo menos que hacemos es pensar que tal vez somos también responsables y no sólo víctimas.

¿Por qué toda esta reacción tan paradojal y contradictoria?

Los hechos son innegables. La infidelidad está en aumento en nuestra cultura (occidental y cristiana) y es la resultante de un complejo proceso que nos desafía a su comprensión por la tremenda trascendencia que tiene para el futuro de la pareja y la evolución del vínculo.

En una ya histórica encuesta del sexólogo A. Kinsey, en 1953, descubrió que el 60% de los hombres en USA y el 25% de las mujeres, habían sido infieles a lo menos una vez, y eso fue en 1953.

En 1986 la revista New Woman Magazine, reportó a través de otra investigación que estas cifras habían subido al 85% en los hombres y se habían más que triplicado en las mujeres. Todo esto a sólo pocos años de distancia entre ambas investigaciones y en el país, presuntamente, más adelantado del planeta, donde no puede ser precandidato a la presidencia quien no tenga una vida conyugal intachable. Aunque los hechos posteriores la desmientan y dejen en evidencia la hipocresía en que se sustenta.

La infidelidad, está en todas la culturas, occidentales al menos, en evidente aumento, sin discusión.

Ante esta realidad ¿qué conclusiones podríamos resumir?:

1. En el plano sexual la conducta del varón y la mujer tienden a nivelarse en todas nuestras culturas.

2. Persiste la paradojal actitud de un grupo social que estimula la actividad sexual indiscriminadamente a través de múltiples canales y por otra parte normas institucionalizadas la condenan. Existe un doble estándar.

3. La libertad sexual de la mujer es una realidad incontrovertible e irreversible. La píldora, la revolución sexual y la conducta del varón la han facilitado. Sólo el tiempo dirá si ellas pueden manejarla responsablemente o les ocurrirá lo que a los hombres, que la han usado habitualmente como instrumento de poder y dominación. ¿Qué significado tendrá esto en la estructuración futura de la relación de pareja? ¿Llegarán los hombres a ser algún día objetos sexuales de las mujeres, como lo han sido ellas durante siglos? ¿Es la homosexualidad in crescendo un misterioso fenómeno que de alguna manera se relacionan con todo este problema?

4. Si bien, lealtad y fidelidad son conceptos diferentes y siguen siendo valores estimados y óptimos, la conducta en algunas díadas tiende a alejarse de ellos; es decir, da la impresión que cada vez hay más quienes, por una parte los cuestionan abiertamente e intentan prescindir de ellos; por otra parte cada vez hay muchos más que piensan que sólo enfrentándolos responsablemente, con madurez y sin compulsión, podrían servirse de ellos en sus propias vidas.

5. También nos hace pensar que debemos buscar explicaciones para estos hechos y no caer en una polémica apasionada y estéril, repudiándolos o siendo indiferentes. Sólo una actitud de análisis nos dará luces que nos permitirán encontrar soluciones positivas para la evolución necesaria de toda la humanidad a través del vínculo.

¿Por qué Solemos Ser Infieles?

Estimamos que la infidelidad, en un muy alto porcentaje de casos es expresión o síntoma de una situación conflictiva subyacente. Habitualmente se tiende a pensar que la infidelidad es el conflicto, pero parece ser que es sólo un eslabón más en una situación ya inestable de enfrentamientos y conflictos, manifiestos o soterrados, cuyas raíces exigen un detenido análisis.

Clínicamente se ha podido observar que son tres las motivaciones conscientemente expresadas como insatisfechas y que pueden llevar al adulterio: sexo, necesidad de compañía y necesidad de estímulo y reconocimiento.

Estas motivaciones conscientemente expresadas como centrales no lo explican todo, de lo contrario la infidelidad siempre en todas las épocas hubiese sido alta.

También hay factores sociales e intrapsíquicos en cada uno de los cónyuges y factores derivados de una disfunción vincular propiamente y que son determinantes de la presentación de estas señaladas motivaciones.

La estructura y la dinámica social, del pequeño y del gran grupo en el que la pareja se desenvuelve ha sufrido notables cambios en estos últimos años; por una parte como consecuencia de cambios económicos importantes, de la intensificación de la lucha por la subsistencia cada día más competitiva, con intensificación de valores materialistas y hedonistas como determinante de la conducta social, y por otra parte por una sistemática relajación de antiguos valores sociales de cohesión y lealtad que hacían más intensos y efectivos los controles grupales, todo esto al parecer como consecuencia también de la pérdida del sentido trascendente del existir.

Ya Fromm señaló en sus obras cómo las sociedades mercantilistas
alienan al hombre, determinando la estructura de su carácter y sus
valores; así también la mayor, más intensa y variada convivencia
entre hombres y mujeres consecuencia de todo este amplio cambio
en todos los niveles ha hecho que sea mayor la posibilidad real de
escoger pareja con más libertad; por otra parte también es mayor la
exigencia de solidez y estabilidad interior que se hace necesaria,
para la que aún no estamos preparados. De alguna manera todos
somos potencialmente polígamos en este momento evolutivo;
existe así una natural y biológica capacidad de escoger en la
selección sexual tanto al hombre como a la mujer. Todos esto y
muchos otros factores difíciles de presentar en este breve análisis
no terminan por agotar el tema del por qué somos infieles.

Primeramente nos detendremos en las motivaciones
conscientemente expresadas por pacientes y consultantes luego
buscaremos en la trama psicológica de ellos qué diferencias y
modos de infidelidad podemos reconocer que naturalmente son de
pronóstico diferente.

El Sexo

Como motivador de la conducta infiel la búsqueda de relaciones
sexuales fuera de la pareja, es altamente más frecuente en el varón
que en la mujer. Su equivalente femenino se presenta como la
búsqueda de una experiencia nueva, romántica y deslumbrante que
contar, además de la satisfacción narcisística de sentirse atractiva,
especialmente cuando ella tiene rasgos de personalidad histriónicos
y borderline.

En la encuesta ya mencionada y en otras más recientes, sólo un
10% de las casadas fueron adúlteras por insatisfacción sexual; tal
vez por mecanismos sublimatorios del deseo insatisfecho que son
más eficaces en las mujeres o por factores hormonales a los que
están menos presionadas, tales sublimaciones encuentran su cauce
en la maternidad, el cuidado de la prole o la intensificación de su
narcisismo, manifiesto en el cuidado de su imagen.

La falta de incentivo, por la práctica monótona del sexo en el matrimonio monógamo facilita la aparición del tedio y la búsqueda de algo diferente; especialmente en el hombre que vive muchas experiencias motivado por el ancestral y profundo instinto de la cacería, o por la ansiedad de lo novedoso, de sentirse conquistador halagado su ego machista y buscando narcisísticamente expresar su agresividad carente de sentimientos. La imagen del lecho conyugal en el que el sexo se hace siempre igual, en la misma forma, a veces los mismos días, sin prólogo ni epílogo, lentamente consume y amortigua la energía positiva del amor; si a esto agregamos que la mujer sea sexualmente inhibida, reprimida, insegura, temerosa de un embarazo, avergonzada de su propio cuerpo, el terreno está abonado para una infidelidad.

"Conquístame cada vez que me desees, aunque duermas en mi misma cama por años...", parece ser la fórmula ideal para contrarrestar la monotonía, el aburguesamiento y el tedio que suele acompañar a la monogamia, cuando dejamos que el amor envejezca y no logra superar el mero deseo carnal.

En contraste con esta imagen está la de el (la) amante que suele ser sutil, alegre, seductora y renovada, planteando la relación siempre en términos placenteros, sin las exigencias de la rutina diaria a veces demoledora.

El medio social refuerza en la publicidad, la televisión, las costumbres en forma continua y abierta la conducta que busca satisfacción sexual compensatoria; "casado pero no castrado", es un refrán popular que se aplica a varones y no a mujeres. Hay una confabulación social para amparar la infidelidad masculina, pero en cambio, hay una intensa censura para descalificar cualquier desliz femenino.

La Necesidad de Compañía

Quien soporta mal la soledad, la falta de estímulos gratificantes continuos y la falta de apoyo, está predispuesto a ser infiel si tal cosa le ocurre reiteradamente en su vida conyugal, ya sea porque su cónyuge no puede o no quiere proporcionárselos.

Suele ser típico el affaire entre el jefe y su secretaria o entre dos que trabajan juntos muy próximos y negativamente aislados; si él es un depresivo, necesitado de estimación que compulsiva y excesivamente se refugia en el trabajo hasta en días de fiesta y tiene a su lado una mujer joven que le acompaña "lealmente" sin protestar ni exigir y si por otra parte la esposa en casa gasta a manos llenas o se enfrasca en el quehacer doméstico abandonándole afectivamente, sin percibir la distancia que los separa, entonces están dadas todas las condiciones para la infidelidad que suele comenzar con un "jueguito" y una mentira inocente.

La soledad, la falta de atenciones y reconocimiento suele ser en la mujer, mucho más que el sexo, factor motivador de su infidelidad. La esposa abandonada por el marido generalmente narcisista, que sólo vive para su éxito, para el triunfo en sus negocios, para el club, el halago de los amigos, la política, la admiración de su imagen, etc., hace frecuentemente fácil que ella sea presa de una aventura que sin duda llenará su vida afectivamente vacía; o bien, escapando de esa infidelidad ella caerá en la futilidad de una vida pobre en verdaderos intereses trascendentes, amigas tan vacías como ella; o si es una mujer que trabaja y mantiene obligadamente muchos encuentros con varones, entre uno de ellos aparecerá el "amable" para consolarla. A él le moverá la aventura, a ella la soledad.

Por ejemplo en la mencionada encuesta las mujeres casadas que mantenían una relación extraconyugal, en un alto porcentaje la habían sostenido por un plazo superior a los tres años sin que manifestaran intensiones de dejarlo; es decir eran relaciones "ilegales" pero estables, porque eran emocionalmente satisfactorias y compensatorias de un grave déficit de afecto en sus vidas conyugales.

La necesidad profunda y vital de compartir había sido satisfecha, aunque posiblemente de una manera incompleta; en la soledad y la tensión de la vida actual eso, para ellas, como para muchos seres humanos tiene valor de sobrevida.

En la extensa variedad de situaciones reales de infidelidades masculinas y femeninas, dramáticamente motivadas, se entremezclan ciertamente factores emocionales derivados de estructura de personalidad con muy inestables mundos interiores incapaces de buscar el afecto en su núcleo familiar, permanentemente al borde de la frustración sin un claro sentido de sus propias vidas que les impide compensarlo en un generosa actividad al servicio de los demás y con sentido trascendente.

El caso más dramático de infidelidad, a nuestro modo de ver, cada vez más frecuente es el del hombre maduro ya cincuentón y la muchacha de veinte o treinta años menor.

Ésta suele ser una situación difícil de abordar, porque ellos por sí solos no consultan y los que suelen hacerlo son los familiares angustiados por la conducta del padre al que, generalmente, acusan de estar "desquiciado"; tal es el conflicto, la confusión y el desconcierto familiar que afecta a los adolescentes especialmente, que más de uno de ellos manifiesta un cuadro intenso de ansiedad o depresión, alcanzando a veces niveles psicóticos; suele ser "el chivo emisario" el que consulta.

Generalmente estos casos de infidelidad están sobrecargados de problemas intrapsíquicos frecuentemente edípicos o narcisistas por ambas partes, reforzado por la considerable gratificación sexual que obtiene cada uno; vigor, juventud y belleza por una parte y por la otra experiencia, apoyo económico y protección; se crea así una relación vincular que, entre altibajos de culpa, censura social y ansiedad tiende a solidificarse aparentemente pero que camina fatal, e inevitablemente al fracaso, porque el tiempo es inexorable.

Todo este drama se da en un contexto en el que puede ocurrir que la menopausia de la esposa con todo su cortejo emocional y psicosomático mal manejado, o hábilmente explotado, refuerza la conducta del esposo; los hijos se abanderizan, la familia se desintegra.

Siempre en un nivel descriptivo del problema señalamos toda la dinámica interactiva del infiel y su grupo familiar. Él, su esposa y su familia constituyen un sistema interactuante, en ese sistema se introduce un factor nuevo, la (el) amante; esto determina una nueva dinámica de relación entre todos, aunque el amante sea desconocida para la familia, el (la) adúltero (a) cambia su conducta con el grupo familiar, en uno u otro sentido, es decir se redimensiona el sistema de alguna manera frecuentemente perturbadora. Esto se manifiesta de algún modo indirectamente: algún hijo enferma emocionalmente, la (el) esposa(o) se deprime, el sistema inmunológico lo manifiesta en somatizaciones y el mismo infiel pasa a ser el chivo emisario de la situación, el depositario de todos los males del grupo, creándose un círculo vicioso en este enfoque sistémico del asunto.

Más a allá de este nivel meramente descriptivo de la infidelidad y sus motivaciones conscientemente expresadas como necesidad sexual, de compañía o de estímulos, existe todo un mundo profundo de emociones a niveles preconsciente o más profundos aún, inconscientes, que sólo una terapia puede poner en evidencia y resolver.

Son las estructuras del carácter neurótico, histérico y narcisistas, los conflictos infantiles, pregenitales y edípicos los que poderosamente manipulan la conducta determinando una búsqueda compulsiva de sexo, compañía y estímulos, es una elección neurótica de objeto amoroso, empujada por una apremiante conducta a la repetición creadora de intensas culpas que puede llevar a depresiones profundas y al suicidio.

Es por todo esto que el fenómeno dramático de la infidelidad no es simple sino extremadamente complejo y difícil de resolver. Estigmatizarlo o repudiarlo desde ángulos meramente moralistas, fundamentalistas, sólo consigue sepultarlo vivo, sin resolverlo. Es un problema bio-psico-social, de impredecibles consecuencias en el proceso evolutivo del vínculo.

Por esto mismo es que también debemos distinguir entre diferentes formas de infidelidad; las que se generan por un deterioro del vínculo, ciertamente frágil en una pareja, debido a muchas y a su vez complejas causales, de aquellas que obedecen a procesos endopsíquicos, neuróticos o psicopáticos en uno o ambos de sus participantes y también en el tercero en discordia, ciertamente.

Estas infidelidades neuróticas o psicopáticas son generalmente promiscuas, explosivas, acompañadas de muchas manifestaciones conductuales como alcohol, irresponsabilidades, violencia, etc.; es la colusión neurótica descompensada que altera profundamente los procesos de comunicación en los diferentes niveles en los que el vínculo se estructura. Es la agresividad maligna, a la que ya nos hemos referido extensamente, la forma de manejar el conflicto equivocadamente por cierto llevándolo a niveles irreversibles.

En cambio en la infidelidad por deterioro progresivo del vínculo, por pérdida de la relación símbolo-significado compartido en el intercambio comunicativo, en el que también lo intrapsíquico juega sin duda un papel preponderante, el proceso de infidelidad es gradual, hay un desprendimiento del otro sin agresividad maligna, es tal vez un lento duelo que la infidelidad mitiga. Por lo mismo la promiscuidad no se presenta o es escasa, no hay pérdida de la responsabilidad ni conductas graves de "acting". Hay una relación fuera de casa, ilegal, pero generalmente más emocionalmente estable o que tiende a serlo.

Parece evidente, entonces, que la infidelidad es la resultante de toda una gama de situaciones o variables y es en sí misma un proceso complejo. Hace dos mil años o menos al infiel se le apedreaba hasta morir, hoy recomendamos una psicoterapia, porque el que no entiende por qué llegó al drama de la separación dolorosamente, fácilmente puede volver a repetirlo.

Ciertamente los factores sociales, el ritmo de trabajo compulsivo que aleja del hogar hasta los fines de semana, el compartir en grupos ajenos a la familia, la competencia por el consumismo son también conductas determinantes que han puesto el placer del dinero y el éxito personal, por encima del amor y la convivencia.

Por ejemplo, veamos qué ocurre cuando se descubre una infidelidad:

1. Él (la) infiel suspende sus "actividades"; deja a su amante, el matrimonio sigue su curso con altibajos y cicatrices, hasta una nueva experiencia que reaparecerá según sea el trasfondo del proceso. Él (la) engañado (a) perdonan con resentimiento que

quedan en el trasfondo como un trauma; en nuestra idiosincrasia el matrimonio queda trizado definitivamente; necesitan una terapia en la que cada uno reconocerá su parte en el proceso.

2. En otros casos la infidelidad continúa y también el matrimonio. Si es el varón el engañado, estadísticamente es quien menos soporta una situación así. Se agudiza el deterioro y el conflicto, alcanzando niveles de somatizaciones y trastornos conductuales en ambos, dramáticamente. Sólo se conservan las apariencias.

3. La pareja se divorcia. Sólo un tercio de los que consultan o piden asesoría por problemas de infidelidad manifiesta y descubierta, llegan a la ruptura de sus matrimonios. Estos que fracasan y consultan, frecuentemente no soportan la tensión que significa tratar a fondo los conflictos que gradualmente los llevaron al problema; otros sólo buscan "arrastrar" al cónyuge que consideran culpable ante el consultor, como ante un Tribunal, para separarse luego de señalarlo con la culpabilidad; es como la última escena de un drama primitivo en el que "el chivo emisario" termina despeñado.

Esto nos hace pensar que el cónyuge es inconsciente del proceso de infidelidad, de alguna manera, con su conducta permisiva, incrédula o acusadora; como si en algún rincón de su fantasía deseara la ruptura, más no cargar con la culpa de la misma.

Cuando tal cosa ocurre es, porque el proceso de infidelidad se inició insidiosamente, gradualmente por conflictos que nunca se aclararon; la ruptura era vista desde lejos como una oportunidad para rehacer la vida pero se la temía; la herida a la autoestima y el daño nuclear al vínculo que el engaño puede producir son tan dolorosos e incurables que sólo se desea terminar definitivamente.

¿Qué Ocurre en el Entorno Social?

La forma como el grupo social suele actuar ante un caso flagrante de infidelidad es tomando partido, justificando o acusando, agudizando el conflicto; así refuerza y tiende a hacer más irreductibles las posiciones encontradas. Pocos pueden entender objetivamente lo profundo y complejo del drama que vive cada uno de los cónyuges; cada amigo o pariente opina, aporta algo de sus propias emociones y de sus mundos interiores más secretos, de los pequeños dramas que ellos mismos han vivido con sus parejas.

La infidelidad no es un virus que cae sobre nosotros y nos sorprende indefensos; es un proceso interactivo dentro de un contexto, la pareja y el grupo social, el grande y el pequeño grupo. Es un proceso gradual, pues nadie amanece un día con la decisión de ser infiel. Mas, tal proceso está reforzado por todo un contexto generalmente en crisis de valores y normas.

La alta incidencia de infidelidad resulta así un eslabón en una cadena de hechos psico-sociales, inevitablemente. La infidelidad es así un signo de los tiempos.

¿Cuáles son las Soluciones Posibles?

Ante tales situaciones, muchas parejas actualmente, han intensificado los mecanismos de intercambio, responsable y maduramente; esto está ocurriendo con más frecuencia en los más jóvenes e informados, que han tenido en sus hogares de origen alguna experiencia de divorcio y que desean tomar muy en serio sus matrimonios.

Esta no es una afirmación subjetiva y sin base, sino un hecho de observación que aunque no haya sido cuantificado estadísticamente, puede ser confirmado por cualquiera.

Estimamos que en una parte importante de la nueva generación hay una reacción desprejuiciada ante la infidelidad. La aceptan como un hecho real, traumático es verdad, pero analizable y curable; científicamente tratable.

Dicho en forma coloquial, el eslogan "estar casándose permanentemente" que esgrimen algunos movimientos religiosos sobre el problema de la pareja, pareciera ser la fórmula que sintetiza la conducta más adecuada para responder a las altas estadísticas mundiales de divorcio que, a nuestro juicio, amenazan el proceso evolutivo del vínculo.

Estar "casándose permanentemente" exige una actitud vigilante, generosa y definida frente al cónyuge y frente a sí mismo. Es en tal sentido que nos permitimos hacer algunas sugerencias a quienes viven la incertidumbre de una situación de infidelidad:

1. Mantener la línea de comunicación con su pareja, para resolver cualquiera situación que pudiera transformarse en crisis. Intimidad es la palabra que la resume.

2. Desechar aquella anacrónica, romántica y egocéntrica creencia que afirma que el matrimonio es para encontrar "La Felicidad"; esta mentira de cuentos de hadas ha costado muchos sufrimientos a millones de parejas que creyeron encontrar en la felicidad conyugal el fin y la meta de sus vida. El matrimonio es una institución que nos ha sido impuesta por la sociedad, existe antes que nosotros y está destinada a preservar el grupo social y la prole, y puede servirnos a sobrellevar la carga de la sobrevida con menos dolor y soledad. En él encontramos una oportunidad de resolver nuestra profunda y vital necesidad de compartir y realizarnos como personas integrales (¿felicidad?), a esto lo llamamos realismo.

3. Tampoco cometamos el error de idealizar a nuestra pareja. Somos seres humanos débiles y falibles, con graves defectos propios de nuestra condición; estar dispuestos a auxiliarnos, más que a criticarnos, parece ser la actitud más adecuada. Esto es tolerancia y madurez.

4. No descuidar nuestra propia imagen ante el otro, ni la física ni la espiritual, creando así una atmósfera permanente de crecimiento y superación continua. Crecer, adaptarse o morir, parece ser el desafío que muchos no alcanzan a percibir, o que no están dispuesto a aceptar.

5. No exponerse a tentaciones innecesarias, si se ama verdaderamente al otro; la vida las da en abundancia a diario. No las busque, si empieza a buscar fuera de casa revise su relación, algo anda mal. Evite los jueguitos peligrosos con personas del otro sexo, tendrá que caer en mentiras y entrará en un circuito infernal.

6. Revise su vida sexual conyugal. Analizar, aceptar los errores y corregirlos forma parte de la responsabilidad que a cada uno le corresponde. El amor es superior al sexo, permita que se refuercen mutuamente. El Amor, así con mayúscula, es el asunto más serio de

este mundo; se nos dio como un don precioso del Creador, pero en vasijas de barro, frágil y engañosa, expuesta a romperse y derramar su contenido que da sentido a la vida, nos une y crea un vínculo que permite la permanencia de la vida en la tierra.

7. Si la infidelidad ya se ha hecho evidente no se culpe a uno sólo de los cónyuges, analice la situación en conjunto, pues ella es un proceso interactivo. La humildad compartida es una solución. Su cónyuge no es un objeto de posesión, ni una "cosa" doméstica, sino una persona falible como usted mismo.

8. Pedir ayuda o asesoría a quien sea neutral, ética y técnicamente competente, es demostrar madurez. Por tratarse de situaciones que implican profundos y no conscientes niveles de motivación emocional, no pueden ser entregados a un simple desahogo con la comadre o el amigo, ni pueden ser públicamente ventilados. En una palabra sea un humano maduro del siglo XXI.

El Conflicto no Resuelto

¿Qué ocurre cuando una pareja enfrentada a una importante situación de conflicto pierde, por no resolverlo, la oportunidad de crear nuevos enlaces vinculares más sólidos?

El conflicto negado, y por lo mismo no resuelto es como el fantasma de Hamlet, continúa exigiendo justicia y una forma de reparación, desde más allá de los límites de la consciencia, se expresa en síntomas psíquicos y somáticos, en conducta y distanciamiento.

El precio que se paga por la evasión de la solución se manifiesta en stress crónico, disfunciones neurológicas, enfermedades psicosomáticas, depresión, baja de las defensas inmunológicas, de una u otra manera, soterradamente, crónicamente.

El stress, definido como sensación crítica de tensión displacentera que supera nuestra capacidad de solución ante un problema, presente en la pareja genera cuadros psicosomáticos hasta transformarse en enfermedades orgánicas y en casos extremos, acelerar el envejecimiento y la muerte.

Trastornos de personalidad y del carácter son capaces de reforzar la persistencia dañina del stress, estableciéndose así verdaderos circuitos mente-cuerpo que mantienen en vuelo todo proceso patológico llevándolo a la cronicidad.

En personalidades depresivas, caracterizadas por tener un pobre concepto de sí mismos, un temor a ser lesionados porque su autoestima es baja y que evaden sistemáticamente confrontaciones de cualquiera índole tenderán a presentar un alto nivel de ansiedad, mayor depresión y mayor stress y por lo mismo más fácilmente trastornos inmunológicos. La depresión es un síndrome peligroso por sus consecuencias y por la alta incidencia en la población general, especialmente aquellas que son soterradas o larvadas, generalmente "ignoradas", como el conflicto mismo que las generó. El miedo o la ansiedad, su equivalente más subjetivo, constituyen frecuentes reacciones emocionales comunes en casi todas las grandes configuraciones anómalas del carácter y en muchas conductas reactivas; ellos son determinantes, a través de rígidas y estereotipadas respuestas a experiencias biográficas que nos llevan a nuevos conflictos.

El miedo a sí mismo, el miedo a enfrentarse a lo profundo y desconocido que del conflicto emerge es en cierto modo también el miedo al otro, al que se ama y se teme al mismo tiempo; al que se necesita y se odia, por no resueltas ambivalencias infantiles; el miedo paralizante a la ruptura y la soledad. Es el que lleva a muchos a estancar, negar y reprimir la solución de sus conflictos conyugales.

No parece ser la incomunicación, como muchas veces se ha sostenido la causa primera de lo conflictivo sino un eslabón más en la cadena de errores de la relación. La frase que lo expresa no pareciera ser "peleamos, porque no nos entendemos", sino que "no nos entendemos, porque peleamos, porque no podemos resolver nuestro miedo ni manejar nuestras emociones adecuadamente".

Esto significa que la in comunicación comienza dentro de nosotros mismos en un equivocado enfoque de nuestro propio Self, en una incapacidad de salir generosamente y sin temor de nuestro aislamiento, nuestra desconfianza y nuestro orgullo y en mecanismos poderosos muy primarios de negación, represión y proyección que nos impiden tomar consciencia y decidir. Todo lo cual generalmente fue aprendido en las primeras etapas del desarrollo, cuando desafortunadamente el aprendizaje fue disfuncional, porque quienes lo impartieron así lo vivían.

Enfatizamos la tremenda importancia que tiene el buen proceso comunicativo en la pareja, pues todo el destino del conflicto y del vínculo dependerá de la madurez, generosidad, integración y síntesis en la diaria convivencia; por esto no es tan equivocado decir, aunque no sea más que un buen eslogan: "el amor es una decisión". Decisión que supone salud mental y un proyecto de vida que dé sentido a la existencia.

Desde un enfoque psicodinámico, psicoanalítico, la resolución del conflicto dependerá fundamentalmente como ya lo hemos dicho de la estructura de la personalidad y por lo mismo de la integración de su identidad, del tipo de operaciones defensivas que esta estructura presente y de la capacidad adecuada de su prueba de realidad.

La estabilización de la dinámica objetal de la pareja es un proceso terapéutico complejo, especialmente cuando uno o ambos presentan trastornos límites o narcisistas evidentes y manifiestos en su conducta y en el tiempo. El uso inadecuado de la agresividad maligna y el no uso de la benigna traerán como consecuencia una ruptura. Tal cosa ocurrirá por la interferencia de problemas pregenitales y conflictos instintivos no resueltos, como ya se ha señalado. (16)

Si hiciéramos mención de los factores, o situaciones positivas sobre las que funda una buena relación comunicativa en la pareja, tendríamos una larga lista: amor, intimidad, compañerismo, aceptación, apoyo, hijos, necesidades económicas resueltas, sensibilidad, generosidad, lealtad, responsabilidad, tolerancia, solidaridad, etc., etc.

Sin embargo cuando surge el conflicto en su expresión tormentosa o soterradamente, la pareja está más proclive a acusaciones mutuas que a buscar soluciones; la herida a la autoestima suele ser más fuerte que todo lo mencionado; nos asaltan pensamientos negativos o descalificaciones automáticas. De la idealización solemos pasar fácilmente a la desilusión, al sentirnos llevados a aceptar puntos de vista impuestos como absurdos; la comunicación que se distorsiona, la toma de decisiones inconsultas por parte del otro (a) y la hostilidad no resuelta acumulada por otros episodios también no resueltos, etc., etc.

En tales confrontaciones la intimidad, la pasión y el compromiso ya existente, en una palabra el amor sólido por una relación objetal profundizada podrá soportar las vicisitudes del conflicto y resolverlo, resultando así un crecimiento evolutivo.

Como ya lo hemos dicho, desafortunadamente la existencia de factores claramente anómalos de personalidad, de carácter o de hábitos disolutos, serán en casos extremos pero cada vez más frecuentes, graves obstáculos sólo solucionables con una decisión terapéutica valientemente aceptada por ambos, como dijimos más allá del temor a sí mismos o del orgullo mal entendido; "yo no estoy loco (a), no necesito ver un loquero", es una frase común en estos casos, con la que buscamos sellar el diálogo, sepultando así toda opción de cambio, toda opción de un crecimiento evolutivo por medio del conflicto resuelto y una mejor estructuración del vínculo.

Palabras Finales

Al terminar este primer y elemental enfoque del vínculo en la pareja nos quedan muchos interrogantes:

¿Qué otras visiones del problema podrían aportarse en este análisis?

¿Cuál es el destino que, evolutivamente, supondríamos para el vínculo dadas las múltiples situaciones problemáticas por las que transcurre en nuestra cultura?

¿Cuál hubiese sido el destino de los seres humanos sin la existencia de un proceso vincular que uniera las dos versiones, los dos sexos, los dos géneros?

¿Podrá el vínculo a través de los milenios del futuro llevar al hombre y la mujer a una fusión plena que permita el intercambio no conflictivo de lo que en cada uno hay, enriqueciendo, humanizando, en su más amplia expresión a la especie?

Si el universo entero, los sistemas planetarios y todas las especies animales y vegetales que hay en nuestra tierra se desplazan y movilizan hacia un punto desconocido ¿por qué nuestra psique y nuestra evolución humana no han de caminar también al unísono hacia ese punto llamado Omega?

En el esquema junguiano sobre el tema, el Ánima y el Ánimus, arquetipos del inconsciente parecen constituir la clave para alcanzar esta cumbre; en la medida en que el hombre y la mujer logren superar y aceptar su bisexualidad profunda y pasar sobre la crisis que ésta aceptación supone, llegando así a una solución, a un nivel de integración.

Si el amor, tan difícil de captar en un intento definitorio o conceptual, tan difícil de vivir y de llevarlo con nosotros cada día, no existiese o no hubiera aparecido como un fenómeno complejo que lo meramente biológico no termina de explicar, ciertamente no habría una posibilidad de alcanzar esta fusión, ni podríamos permanecer unidos para perpetuar y sostener la vida en la tierra.

El amor, como ya lo hemos sostenido en sus múltiples y variadas expresiones, es sin duda el asunto más serio de este mundo; decir esto no es ningún descubrimiento, llevarlo a la práctica sostenida y generosamente cada día, sí es tarea excepcionalmente difícil, a ella se interponen muchos soterrados y silenciosos obstáculos nacidos también de la naturaleza humana, de nuestro ser más profundo, como una contradicción, que sin embargo es una opción, una espiral dialéctica que nos empina sobre la ceguera y la rutina de cada día; no aceptar esta aparente paradoja es como negarnos a ser nosotros mismos.

Sólo será a través de la superación de las concepciones extremas y conflictivas de lo femenino y lo masculino que, dolorosamente han marcado esta etapa patriarcal de la cultura humana, la que nos ha llevado al extremo del peligro de extinción, lo que nos permitirá un avance evolutivo.

El vínculo es la oportunidad para sacarnos de este enfrentamiento trágico, llevará al hombre y la mujer a confrontarse con sus íntimas debilidades y falencias, a explorar y nutrirse en el otro y obtener lo que les falta para alcanzar su plena humanización.

Los complejos y cada vez más comunes procesos biopsico-sociales tales como el divorcio, las anomalías de la conducta sexual y del género, la misoginia, el machismo y su violencia podrían tener una explicación como consecuencia de anómalos intentos "adaptativos" del S.N. ante las presiones de procesos sociales en los que el cuestionamiento y la quiebra de valores tradicionales han producido cambios que superan nuestra capacidad de adaptación, creándose así un gigantesco "stress social", de impredecibles consecuencias.

El vínculo en su normal estructuración, en la situación del día a día en cada pareja podría ser considerado un camino viable para ayudar en los cambios evolutivos, enigmáticos aún de nuestra humanización.

Esperamos que el modesto aporte de este trabajo sea útil en algún enfoque psicoterapéutico de parejas. Hay todo un mundo que explorar.

Muchas gracias.

BIBLIOGRAFÍA

1. Backman, S. "Psicología Social". Mc. Graw Hill. Ed. Mex, 1976.
2. Balint, N. "On Genital Love". Ed. Tavistock Clin. London, 1948.
3. Benedek, T. "Studies in Psychosom. Med.: Psychosexual Functions in Women". Ronald Press, NY, 1950.
4. Berscheld, E. y Hatfield, E. "Atracción Interpersonal". Ed. F. Educ. Interam. Bogotá, 1982.
5. Bowlby, J. "Attachment and Loss". The Hogarth Press. London, 1975.
6. Dicks, H.V. "Tensiones Matrimoniales". Ed. Hormé, Bs. As., 1970.
7. Eccles, J.C. y Zeier, H. "El Cerebro y la Mente", Ed. Herder, Barcelona, 1984.
8. Erickson, E.H. "The Problems of Ego Identity". J. of. A. P. A.; 4, 56, 121.
9. Fairbain, D.R. "Objet Relations. Theory of the Personality". Basic Books. N.Y. 1954.
10. Freud, S. "Obras Completas". Ed. Biblioteca Nueva. Madrid, 1948.
11. Fromm, E. "Anatomía de la Destructividad Humana". Ed. S.XXI, 1967.
12. Fromm, E. "Tener o Ser". Fondo de Cultura Económica, 1978.
[241]
13. Guntrip, H. "El Self en la Teoría de la Terapia Psicoanalítica". Amorrortu Ed. 1973.
14. Hite, S. "Informe sobre la Sexualidad Femenina". Ed. Plaza y Yanes, Barcelona, 1967.

15. Kernberg, O. "La Teoría de las Relaciones Objetales y el Psicoanálisis Clínico". Paidos, Bs. As., 1979.

16. O. Kernberg: "Severe Personality Disorders: Psychoterapeutic Strategies", Yales U. Press, U.S.A., 1984.

17. Kinsey y Cols. "Conducta Sexual Humana". Ed. S.XXI. Bs. As., 1967.

18. Ladas, Whipple. "El Punto G". Ed. Grijalbo. México, 1983.

19. Laing, R.D. "El Yo y los Otros". Ed.

20. Mac Donald, M. "The Psychoanalitic Concept of the Self". The Psych. Clinics of N.A., 4,3,pp 434, 1981.

21. Mahoney, M. "Cognición y Modificación de Conducta. Ed. Trillas. México, 1974.

22. Master y Johnson. "Respuesta Sexual Humana". Ed. Intermédica. Bs.As., 1967,

23. Menaker, E. y W. "El Yo y la Evolución". Ed. Fondo de Cult. Econ., México, 1968.

24. Nisbet, R. "Introducción a la Sociología. El Vínculo Social". Ed. Vincens, Barcelona, 1982.

25. Nuttin, J. "Teoría de la Motivación Humana". Ed. Paidos. Barcelona, 1982.

26. Paulus, J. "La Función Simbólica del Lenguaje". Ed. Herder. Barcelona, 1975.

27. Papez, J.W. "A Proposed Mechanism of Emotion". Basic Readings in Neuropsychology. Ed. by R.L. Isaccson. Harper and Row Publis. N.Y.1964.

28. Rhawn, Joseph. "Neuropsicología del Desarrollo". Arch. Venezolano de Psiq. y Neurolog. A.V.P. 30,63; 25,52. 1984.

29. Rof Carballo, J. "Biología y Psicoanálisis". Ed. D.D.B. Bilbao, 1972. 30. Simmel, G. "Sociología". Ed. Rev. de Occidente 1972.

31. Steinfatt, Thomas M. "Comunicación Humana". Ed. Diana. México, 1983.

32. Teilhard de Chardin. "La Aparición del Hombre". Ed. Taurus. Madrid, 1965.

33. Taylor, S.R. "Marital Therapy". Plenum Med. Book Co. N.Y., 1982.

34. Willi, J. "La Pareja Humana. Relación y Conflicto". Ed. Morata. Madrid, 1978.

35. Weber, M. "The Theory of Social and Economic Organization". Oxford U. Press. N.Y., 1947.

36. Zetzel, E.R. y Meissner W.W. "Psicoanálisis. Su Estructura Conceptual". Ed. Hormé-Paidos. Bs.As., 1980.

Otras lecturas recomendables

Thomson, K. "Ser Hombre". Ed. Kairos. Bs.Ar., 2005Zweig, Connie. "Ser Mujer". Ed. Kairos. Bs.As., 2007.Changeux, J.P. "El Hombre de Verdad". Ed. F. C. Econ. México, 2005. Brizendine, L. "Cerebro Masculino". Ed. Nvo. Extremo. Bs.As., 2010. Brizendine, L. "Cerebro Femenino". Ed. Nvo. Extremo. Bs.As., 2010. Beck, A.T. "Con el Amor no Basta". Ed. Paidos, Bs.As. 1990.

.

SOBRE EL AUTOR

Pedro Segura Díaz, Médico Cirujano, especialista en Psiquiatría, graduado en la U. de Chile en 1957; hizo su especialización en psiquiatría durante tres años y luego estudió en el Instituto de Psicoanálisis durante siete años; formó parte del equipo docente de psiquiatría de la U. de Chile (Hospital del Salvador). Ejerció su profesión en Venezuela durante 22 años, voluntariamente exiliado, allí tuvo oportunidad de formarse con maestros de Estados Unidos y Europa en temas de la especialidad. Trabajó independientemente en Isla de Pascua durante un año. Fue psiquiatra forense en el Servicio de Salud V Región Cordillera. Actualmente sólo se dedica a la práctica privada con adolescentes, adultos y parejas.
Psique96@gmail.com